Remedios desconocidos

Dr. J.V. Cerney

REMEDIOS DESCONOCIDOS

Manual de métodos de curación
extraños y heterodoxos

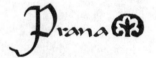

Título original: *Handbook of unnusual unorthodox healing methods*

Remedios desconocidos
© Dr. J. V. Cerney, 1976

D. R. © Editorial Lectorum, S. A. de C. V., 2008
Centeno 79-A, col. Granjas Esmeralda
C. P. 09810, México, D. F.
Tel. 5581 3202
www.lectorum.com.mx
ventas@lectorum.com.mx

En acuerdo con:

© Editora y Distribuidora Yug, S. A. de C. V.
Puebla 326-1, col. Roma
C. P. 06700, México, D. F.
www.yug.com.mx
editorial@yug.com.mx

Primera reimpresión: abril de 2010
ISBN: 978-970-732-263-9

© Traducción: Efrén Rábago Palafox
© Portada: Perla Alejandra López Romo

Características tipográficas aseguradas conforme a la ley.
Prohibida la reproducción parcial o total sin autorización escrita del editor.

Impreso y encuadernado en México.
Printed and bound in Mexico.

Indice

Pág.

Lo que este libro puede hacer por usted . . . 11

PRIMERA SECCIÓN

Capítulo 1

Puntos de alarma de las zonas Z y el sorprendente papel que ellos desempeñan en la salud . . . 15

Cinco pruebas clave que pueden cambiar el curso de su vida, 16; La prueba vasomotora espinal, 23; La prueba del pulso abdominal, 26; Los puntos de alarma y cómo los chinos los empleaban para evaluar el estado de la salud, 27; El ombligo, centro de prueba de los arcos reflejos, 37; La técnica generadora de energía de los puntos de presión complementada con un cubo de hielo, 38; Puntos clave liberadores de tensión para acabar con la fatiga y recuperar la salud, 39;

SEGUNDA SECCIÓN

Capítulo 2

Nueva salud mediante las hierbas (fitoterapia) . 55

Las mejores hierbas cuyos efectos puede disfrutar en casa, 56; Juncia, 56; Agrimonia, sen americano, 57; Angélica, Álamo, 58; Bálsamo del Perú, 59; Zarzamora, cardosanto, 60; "Cohosh" negro, 61; "Cohosh" azul, bayas "bookoo", "Frijol de los pantanos", 62; Madreselva perfoliada, laurel de California, 63; Pimienta de Cayena, 64.

Breve repaso a otras hierbas útiles 64

Capítulo 3

Pág.

Minerales mágicos llamados "sales celulares" . . 75

La sangre, portadora de la salud, 76; El poder de la terapia de las sales celulares está en sus propias manos, 79; Las doce sorprendentes sales celulares que hacen que su vida valga una fortuna, 82; La clave del tratamiento para la terapia con sales celulares, 82; Cloruro de Potasio, *Kali muriaticum,* 83; Cloruro de sodio, *Natrium muriaticum,* 85; Sulfato de calcio, *Calcarea sulphurica,* 88; Sulfato de sodio, *Natrium Sulphuricum,* 90; Sulfato de Potasio, *Kali sulphuricum,* 92; Fosfato de calcio, *Calcarea phosphorica,* 94; Fosfato de hierro, *Ferrum phosphorica,* 97; Fosfato de potasio, *Kali phosphorica,* 99; Fosfato de sodio, *Natrium phosphoricum,* 103; Fosfato de magnesio, *Magnesium phosphoricum,* 104; Fluoruro de calcio, *Calcarea fluorica,* 106; Sílice, *Silicea,* 108; *Alimentos* que proporcionan las sales celulares cuando no se consiguen las presentaciones comerciales, 111.

Capítulo 4

Jugos de vegetales . . . El camino a una mejor salud 113

No incluya la leche en la categoría de los jugos, 114; Jugos de vegetales que puede consumir para contribuir a la recuperación de la salud, 117; el jugo de alfalfa y el misterio de la clorofila, 118; el jugo de espárrago y el elemento alcalino que proporciona salud, 118; el jugo de betabel como reconstituyente sanguíneo, 119; jugo de col para bajar de peso, 119; jugo de zanahoria, 120; jugo de apio, 121; el jugo de pepino, diurético natural, 121; el jugo de diente de león, tónico para todos, 121; el jugo de endibia, contra las cataratas, 121; el jugo de lechuga, para recuperar el cabello, 121; el jugo de perejil, limpia los riñones, 122; el jugo de pimiento verde, para mejorar las uñas y el cabello, 122; jugo de papa, 122; el jugo de espinaca, limpiador del tracto intestinal, 122; jugo de tomate, 123; el jugo de nabo, fortalecedor de la dentadura, 123; Consideraciones acerca de la terapia de jugos; 124;

Capítulo 5

Pág.

El ayuno, método milagroso. para una vida más larga y saludable 125

Las enfermedades comienzan con un denominador común: la toxemia, 128; sepa cuanto hay que saber del ayuno antes de ponerlo en práctica, 128; 23 importantes preguntas y respuestas acerca del ayuno, 130.

TERCERA SECCIÓN

Capítulo 6

Somaterapia, la magia de la manipulación de los tejidos blandos para aliviar el dolor. . . . 141

¿Qué es la somaterapia? ¿Qué hace? ¿Cómo alivia? 142; los centros nerviosos clave controlan el dolor, 142; ¿dónde se encuentran estos centros nerviosos?, 144; Los nervios son las claves vitales para el retorno a la salud, 144; Técnicas caseras de somaterapia para aliviar molestias y dolores: la columna vertebral, 145; el cuello, los hombros, 152; el abdomen, el cráneo, 156; la cara, los ojos, 160; Terapia física complementaria. Cómo emplear aplicaciones de frío luego de la manipulación de tejidos blandos, 160; Diecisiete problemas de salud que podemos resolver en casa con la somaterapia: asma, micción nocturna, 165; bronquitis, catarros, resfriados, estreñimiento, 166; calambres, diarrea, dolor de oídos, gastritis, 167; dolor de cabeza, hemorroides, insomnio, laringitis, 168; lumbago, ciática, torceduras y tirones, 169.

Capítulo 7

Ventosas y oleaje de la piel para combatir el dolor 171

¿Qué son las ventosas y el oleaje de la piel?, 171; Las ventosas y el oleaje de la piel según las técnicas irlandesa y china, 173;

Capítulo 8

*Concusión, percusión, vibración, técnicas extrañas
de tratamiento* 177

Pág.

Cómo emplearlas para recuperar la salud, 177; La concusión, cómo realiza sus prodigios, 178; Cuadro de concusión vertebral, 181; La percusión, 181; La vibración. ¿Cómo se práctica? 183; Su propósito y en qué puede ayudarle, 185.

Capítulo 9

*La curación misteriosa por medio de las compresas
de arcilla blanca* 187

¿Por qué la arcilla tiene tan alto poder curativo?, 187; ¿cómo se aplica la arcilla blanca? 188; ¿qué le ocurre a la piel?, 189; las compresas de arcilla blanca tienen muchas aplicaciones, 189; cómo librarse de los dolores de cabeza con las compresas de arcilla blanca, 190.

Capítulo 10

*Hidroterapia, el empleo del agua para conquistar
la salud* 191

Nueve aplicaciones mágicas de la curación natural, 191; los efectos de la hidroterapia en la médula espinal y en todo el sistema nervioso, efectos específicos del agua fría y caliente, 193; utilización del poder estimulante del agua para curar la depresión, 194; la hidroterapia puede estabilizar la etapa de la menopausia, 195; cómo eliminar la neuralgia, 196; cómo combatir la ciática con la ducha escocesa, 197; combata la neurastenia con la hidroterapia, 198; La Técnica Cerney para curar la neurastenia, 199; la magia del agua para curar la neuritis, 200; Traumatismos del sistema nervioso, 201; el rocío de agua helada y cómo aplicarlo, 203; Padecimientos que pueden curarse con el rocío de agua helada, 203.

PRÓLOGO

LO QUE ESTE LIBRO PUEDE HACER POR USTED

"Había intentado todo lo que la ciencia moderna podía ofrecerme —relataba Jack D.—. Había gastado muchísimo dinero visitando clínicas, hospitales y toda clase de médicos, pero mis dolores continuaban. Me operaron, consumí literalmente toneladas de píldoras, pócimas e inyecciones, hallándome en el sitio más bajo de la especie humana. Hasta mi personalidad se fue a pique. En vez de darme un aumento me despidieron del trabajo. Mi esposa me abandonó, mis hijos quedaron a cargo de unos parientes. Parecía que se acercaba el fin del mundo. Fue entonces cuando comencé a seguir un tratamiento que, según mis amigos, era heterodoxo y extraño. Actualmente, ya concluido este tratamiento, no tengo aquella apariencia, no siento como si la cólera de Dios hubiera caído sobre mí. Otra vez formo parte de la especie humana; recuperé mi empleo y mi familia. ¡Y me siento de maravilla! ¡Los remedios antiguos fueron un nuevo principio para mí!"

¿Busca usted remedios caseros que le restituyan la salud? ¿Tiene importancia que estos remedios, así como los métodos y procedimientos, no sean nuevos?

Si está buscando dichos remedios, este libro es para usted. Los métodos y procedimientos aquí presentados, llamados extraños y heterodoxos, no son nuevos, por el contrario, algunos de ellos se remontan a una antigüedad de miles de años. Muchos fueron considerados como novedades pasajeras, pero lo más significativo acerca de ellos es que persisten a través del tiempo, cuando otros tratamientos, de los llamados modernos, han caído en desuso. Por consiguiente, habrá que leer este libro con toda atención y tenerlo siempre a la mano como un libro de consulta.

Remedios Desconocidos / 11

TODO RESUMIDO PARA FACILITAR SU LECTURA

Este libro está dividido en secciones, cada cual está dedicada a un tema que la medicina moderna considera heterodoxo. Son las siguientes:

Sección I: Nos cuenta la historia de las sorprendentes zonas Z que no sólo lo curarán sino que pueden utilizarse para diagnosticar sus padecimientos.

Sección II: Trata de los agentes curativos que conocemos con el nombre de hierbas, sales celulares, jugos y ayuno.

Sección III: Muestra los procedimientos de terapia física que usted puede practicar en casa; tales como la somaterapia —curación del cuerpo—, la concusión espinal, la percusión, la vibración y la hidroterapia.

Cada una de estas secciones, leídas detenidamente con una mente abierta y, sobre todo, sin prejuicios, puede ofrecerle un concepto totalmente nuevo acerca del tratamiento de muchas enfermedades. Por más heterodoxos que estos métodos puedan parecer a la luz de la medicina moderna, no sólo lo intrigarán sino que llegarán a sorprenderlo debido a su efectividad cuando sean utilizados adecuadamente.

Lo único que le pido es que no espere la solución de la noche a la mañana. Los milagros no suelen suceder de un día para otro, si bien es cierto que ocurren todos los días. Si no obtiene resultados inmediatos, no culpe al libro. Es posible que no lo haya leído con atención, que se hubiera equivocado al diagnosticar su problema o no haya seguido debidamente las instrucciones dadas. En todo caso lea con cuidado, ya que usted mismo comprobará que si tan sólo uno de los muchos métodos que contiene esta obra le ayuda a recuperar la salud, este libro se habrá convertido en la mejor inversión que haya hecho.

J. V. Cerney

**PRIMERA
SECCIÓN**

A mi hijo Jim

CAPITULO 1

PUNTOS DE ALARMA DE LAS ZONAS Z Y EL SORPRENDENTE PAPEL QUE ELLOS DESEMPEÑAN EN LA SALUD

¿Arriesgaría usted treinta segundos de su vida si esto le ofreciera la esperanza de un futuro de salud? Treinta segundos bastarán para llevar a cabo ciertas pruebas formidables que con toda seguridad lo asombrarán. ¿Arriesgaría un poco de su tiempo —lapso que puede hacer maravillas— con la garantía de que en adelante saludará cada nuevo día con una sonrisa? ¿Dedicaría otro medio minuto a poner a prueba lo maravilloso de las zonas Z y cómo se relacionan con uno de los sistemas más sorprendentes del cuerpo humano?

¡Bien! En ese caso, este y los siguientes capítulos le enseñarán a usar su propio cuerpo como instrumento de diagnóstico. No necesitará un título universitario para abrir las puertas al nuevo mundo de la autocomprensión y la autoayuda. Las siguientes cinco pruebas clave no sólo lo sorprenderán y asombrarán sino que también lo ayudarán en sus problemas de salud.

Las zonas Z, maravillosas llaves de la puerta de la salud

En estas páginas se revelarán algunos secretos profesionales que hasta ahora habían permanecido celosamente ocultos. Son las maravillosas llaves de la puerta de la salud, métodos para determinar el estado de su organismo, procedimientos prácticos para que usted mismo los ponga en acción y se sienta un poco mejor. ¿Extraño? ¿Heterodoxo? Vamos a averiguarlo.

Usted tiene la respuesta... en la punta de los dedos

Los delicados mecanismos de la naturaleza le permiten ser testigo de un extraordinario fenómeno. Las computadoras de los sistemas naturales nos muestran las reacciones nerviosas vasomotoras (vasos sanguíneos, piel y músculos) y las reacciones automáticas. Para demostrar el cómo y el porqué de estos sorprendentes métodos, presentamos a continuación cinco pruebas que usted mismo puede realizar y que no sólo abren una puerta hacia una mejor comprensión de sí mismo, sino que además mejorarán su estado de salud.

Cinco pruebas clave que pueden cambiar el curso de su vida

1. *La prueba de reacción vasomotora espinal;* revela cómo medir su estado de salud.
2. *La prueba de pulso abdominal;* nos dice cómo desaparecer el dolor con sus propios dedos.
3. *La prueba china de los "puntos de alarma";* singular sistema para evaluar su condición física diariamente.
4. *La prueba de los puntos umbilicales de presión;* cómo utilizarla con éxito todos los días.
5. *Centros de prueba de tensión;* el papel que desempeñan.

NOTA: Todas estas pruebas están relacionadas con las zonas Z del cuerpo, áreas de control singulares y específicas que no sólo influyen en su salud sino que también pueden cambiar su forma de vida... puntos de presión que lo ayudarán a conservarse joven, a vivir más y a obtener lo que desea de la vida.

Líneas que indican el estado de salud del cuerpo

La señora K., agradable mujer madre de una numerosa familia, siempre trató de que sus hijos estuvieran felices y saludables. Preocupada al respecto, un día me preguntó: "¿Existe alguna forma de conocer el estado de salud de mis hijos, en vez de esperar a que se enfermen?" Mi respuesta fue la siguiente.
La prueba de reacción vasomotora espinal

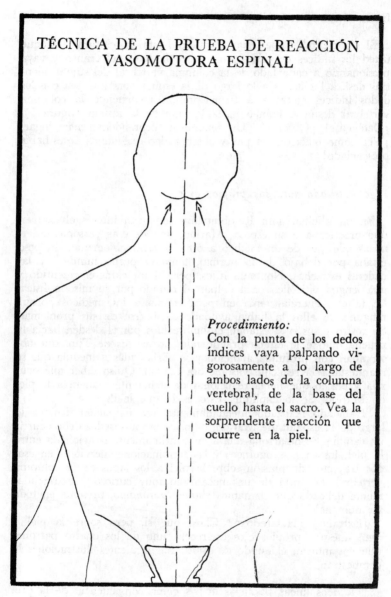

Figura 1

Instrucciones:

El "paciente" debe estar desnudo hasta la cintura. Coloque usted los índices de cada mano sobre la base del cráneo y vaya presionando a cada lado de la columna vertebral del sujeto mientras desliza los dedos a lo largo de la espiná dorsal. O sea con los dedos índices ejerza una firme presión recorriendo la columna vertebral desde el cráneo hasta la base de la misma (figura 1). ¡Deténgase! ¡Observe! ¡Un fenómeno sorprendente tiene lugar! ¡Vea cómo reacciona la piel y observe algo que nunca antes había presenciado!

Algo inusitado ante sus propios ojos

En mi oficina, Tim R. observaba con gran interés el examen que practicaba a su esposa, Marion, una de esas personas enfermizas que van de un médico a otro, interminablemente. Su peso estaba por debajo de lo normal, tenía el pecho hundido y las caderas estrechas. No tenía hijos, pero sí un carácter resentido y una lengua vitriólica para culpar al mundo por su miseria física. Le faltaba energía, tenía en poca estima a los médicos porque ninguno de ellos la había ayudado a librarse de sus problemas. Su rostro y sus ojos estaban ensombrecidos por el desdén hacia la prueba que se le estaba practicando, no así los de Tim, que observaban con profunda atención y se abrían más a medida que se manifestaba la reacción vasomotora espinal. Quiso saber qué ocurría y era lo que hacía reaccionar de semejante manera a la piel de Marion. Se lo expliqué. Esto es lo que le dije.

"Habiendo realizado adecuadamente una palpación firme a lo largo de la espalda de Marion, bajo los propios dedos debe ocurrir un cambio. Se desarrolla una acción íntimamente relacionada entre la piel, los vasos sanguíneos y las terminaciones nerviosas en esos dos trayectos de presión sobre la piel a los lados de la columna vertebral. Se trata de un mecanismo muy curioso y extremadamente delicado que llamamos *sistema autónomo,* presente en todo ser humano".

¿Extraño? ¿Heterodoxo? Claro que sí, pero sobre la piel y ante nuestros propios ojos aparecerá uno de los cuatro patrones que nos indican el estado de salud. Las siguientes ilustraciones lo demuestran.

1. Dos líneas paralelas ROJAS como consecuencia de la presión que hacemos con la punta de los dedos (figura 2).

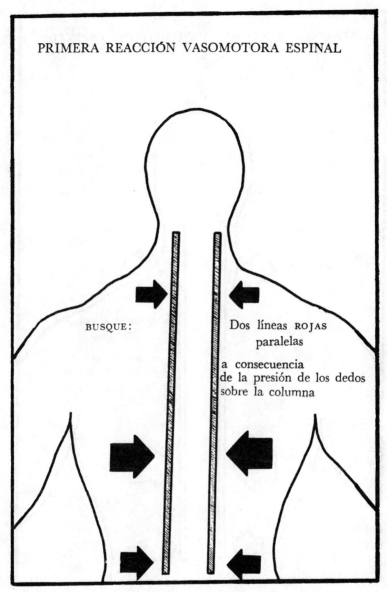

Figura 2

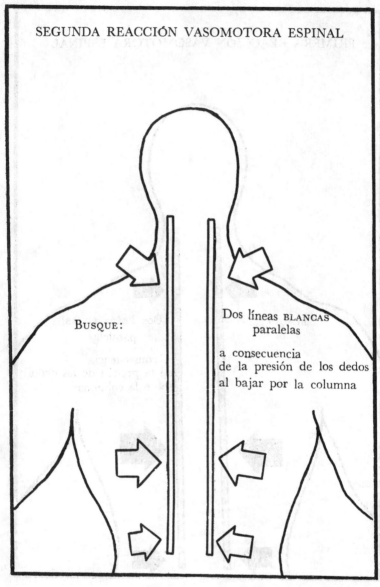

Figura 3

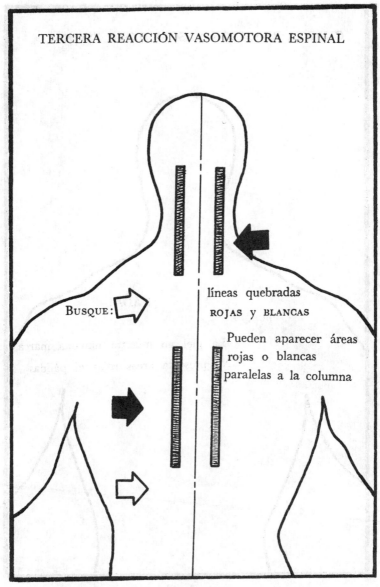

Figura 4

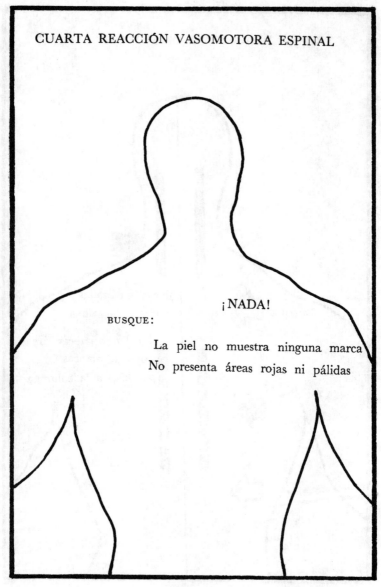

Figura 5

2. Dos líneas paralelas BLANCAS de palidez (figura 3), o tal vez...
3. Una combinación de líneas rojas y blancas o bien de manchas (figura 4)... o puede ser que...
4. La piel permanezca sin alteración (figura 5).

El sistema vasomotor nos cuenta una historia reveladora

Al explicarle a Tim las zonas Z le dije: "Hay tres factores de importancia que de inmediato se ponen de manifiesto. Primero: la reacción de la piel nos indica el estado general de salud. Segundo: ejemplifica la estabilidad del sistema nervioso y verifica la reacción de los vasos sanguíneos que se encuentran debajo de la piel a la presión ejercida con la punta de los dedos momentos antes. Tercero: da una pista acerca del estado de los órganos intestinales, así como de la médula espinal".

PRIMERA PRUEBA

La prueba vasomotora espinal
Cómo funciona y lo que nos revela

Esta prueba de treinta segundos no es nada más para ver líneas color de rosa, líneas blancas o manchas en la piel. Es importante, ya que cuando:

1. *esas líneas son rosadas o rojas* (en una piel caucásica u oriental) *indican que la médula espinal presenta anemia* y que los órganos alimentados por ésta se encuentran en igual condición.
2. *observamos líneas de palidez sobre la piel,* la médula está congestionada o sobrecargada de sangre y los órganos alimentados por estos nervios están, por el contrario, anémicos y enfermos.
3. *aparecen líneas interrumpidas* quiere decir que el suministro nervioso a la médula espinal, a la piel de la espalda y a los órganos es muy inestable.
4. *la piel no muestra marcas* suele indicar que la fisiología del individuo y su suministro nervioso se encuentran en condiciones relativamente buenas.

Todas estas reacciones positivas o negativas de la piel, *usted* tiene la capacidad de comprobarlas y evidenciar que se trata de un valioso indicio del estado de nuestra salud. La señora K. usó este método con su numerosa familia y descubrió que sí funciona.

Lo que estas invaluables reacciones vasomotoras significan para usted

A consecuencia de la presión ejercida con la punta de los dedos a cada lado de la columna vertebral, las líneas rojas que aparecen sobre la piel de la espalda nos indican que hay congestión en los órganos internos a los que esos nervios alimentan. Hay que tener esto muy en cuenta, dado que éste es el gran secreto de la fisiología. Repito: al hacer esta prueba en algún amigo o miembro de su familia, si las líneas que aparecen sobre la piel son rojas o rosas, esto significa que los órganos internos interconectados en ese mismo sistema nervioso no están sanos. Presentan un estado de hiperemia, es decir, se encuentran sobrecargados de sangre; tal vez estén congestionados, y le están enviando a usted un mensaje, y ése es precisamente el propósito de esta prueba. Es la actividad de los *nervios autónomos* (figura 6).

En opinión del doctor Yoshio Nakatami, destacado médico japonés defensor del sistema de acupuntura Ryodaraku, siempre que se aplica un estímulo en cualquier superficie del cuerpo humano, ocurre una reacción en alguna parte del organismo. En otras palabras, al aplicar un estímulo, esta señal es transmitida por los nervios sensoriales a la columna vertebral y finalmente al cerebro. La respuesta a esta señal regresa del cerebro pasando por los nervios eferentes (nervios motores y autónomos), a través de los sistemas nerviosos simpático y parasimpático y se manifiesta un reflejo en las capas superiores de la piel. Parece complicado, ¿verdad?, pero es bastante simple. Se trata del funcionamiento de las zonas Z, esos indicadores tan significativos que están siempre dispuestos a hablarnos del estado de salud de una persona en cuestión de segundos.

Y considerando esto, he aquí por qué funcionan estas zonas Z

Al explicar todo esto a Tim y a su esposa, les referí el caso de John R., quien se quejaba de un dolor en el pecho. Su corazón estaba enfermo, las arterias coronarias que lo alimentaban eran

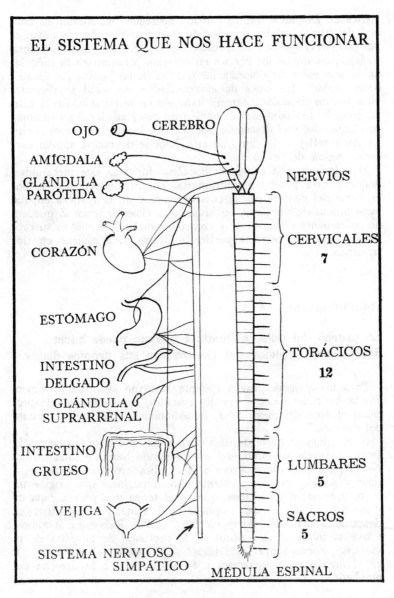

Figura 6

ineficaces. Debido a que su corazón no recibía un suministro normal de sangre, estaba desesperado y enviaba señales de angustia por los nervios hasta la médula espinal. En la cuarta vértebra torácica, en donde los nervios en cuestión penetran en la médula, había una zona de dolor, a las que yo llamo puntos de "dolor" o de "calor". En casos de enfermedad o de salud insuficiente, estos puntos de dolor aparecen también en la espalda. En el caso de John R. se manifestaba también un dolor adicional en su hombro izquierdo, que descendía por todo su brazo. Llamamos a esto un dolor reflejo y la causa de este dolor se denomina *angina pectoris*, angina de pecho.

Si todavía no ha comprendido cómo funciona este mecanismo, hagamos otra prueba extraordinaria. Permítame ayudarlo a convencerse del control del sistema nervioso y de la manera en que estos puntos de presión o cualquier otra clase de zonas Z pueden, no únicamente diagnosticar y contribuir diciéndole cuál es su problema, sino que además pueden utilizarse para aplicar un tratamiento.

SEGUNDA PRUEBA

La prueba del pulso abdominal y cómo puede hacer desaparecer el dolor del vientre con sus propios dedos

Para la siguiente prueba coloque la mano sobre su abdomen. Sienta las pulsaciones. Palpe los costados, arriba, abajo. ¿Inspeccionó el área del plexo solar, inmediatamente abajo de la punta del esternón?

Si en ninguna parte de su abdomen hay pulsaciones que pueda sentir, entonces su salud está en un estado bastante satisfactorio. No se hace evidente ninguno de los indicadores fisiológicos negativos y no hay ningún problema abdominal local que origine un latido intenso; o tal vez sea que usted tenga una gruesa capa de grasa a través de la cual no puede sentir nada, y en tal situación, debemos ir más allá. Acuéstese boca arriba. Relaje su abdomen. Clave la punta de los dedos en lo profundo de la grasa de su vientre. ¿Puede sentir los latidos? ¿Qué tal en el ombligo? ¿Y en el área que se encuentra a la izquierda o a la derecha del ombligo?

El siguiente paso vital

Si localiza una pulsación, pida a alguien que pase la punta de sus dedos, con firmeza, descendiendo por ambos lados de su columna vertebral. En algún punto, desde las escápulas hacia abajo, esa persona deberá encontrar un punto de dolor. Y usted se preguntará, ¿por qué me duele *ahí?* Notará además que por lo regular el punto de dolor se encuentra en la misma mitad anatómica que la pulsación abdominal.

Al tiempo que la persona que lo ayude presiona firmemente en el "botón" o punto de dolor, coloque usted la mano sobre la pulsación abdominal. Observe el sorprendente fenómeno que ocurre. Si aquella persona presiona el botón indicado, *la pulsación y la molestia que la rodea disminuirán y virtualmente desaparecerán bajo el tacto de sus dedos* en la misma forma en que ha ocurrido con mis pacientes durante treinta años.

En esta prueba y tratamiento podemos ver otro ejemplo práctico del funcionamiento de las zonas Z. ¡Es un ejemplo más de cómo con sus propios dedos puede hacer desaparecer el dolor!

¿No son suficientes dos pruebas contundentes? ¿Aún no se convence? Muy bien, sigamos entonces utilizando su propio cuerpo como un medio de diagnóstico. Veamos ahora lo que los chinos llaman *puntos de alarma.*

TERCERA PRUEBA

Los puntos de alarma y cómo los chinos los empleaban para evaluar el estado de la salud

Estudie la figura 7. Observe cómo las estructuras nerviosas que parten de la médula espinal están conectadas con los órganos interiores y con el cerebro. Este complejo electrónico humano y sus sistemas eléctricos alimentan todas las partes que componen nuestro cuerpo y se mantienen siempre en estado de alerta, aun mientras dormimos. Como vimos antes, cuando hay un padecimiento en los órganos internos se origina una señal que llega hasta la superficie exterior, a lo que llamamos piel. Estas áreas se sienten suaves al tacto y los orientales las llaman *puntos de acupuntura;* en estos puntos los médicos chinos aplican una aguja y son ellos *en los que usted puede aplicar la punta de los dedos.* Si en algún punto de esta red de nervios y vasos sanguíneos hay un corto-

LA COLUMNA VERTEBRAL
Las partes del cuerpo energizadas
cuando hay interferencia en el suministro nervioso o meridianos

VÉRTEBRAS

Cuello — Cervicales
1. Irrigación sanguínea a la cabeza, cerebro, [oídos.
2. Senos, ojos, frente, lengua, nervio óptico.
3. Mejillas, dientes, oído externo, huesos faciales.
4. Boca, nariz, trompa de Eustaquio.
5. Cuerdas vocales, faringe, glándulas del cuello.
6. Músculos del cuello, amígdalas, hombros.
7. Bursa de los hombros, codos, tiroides.

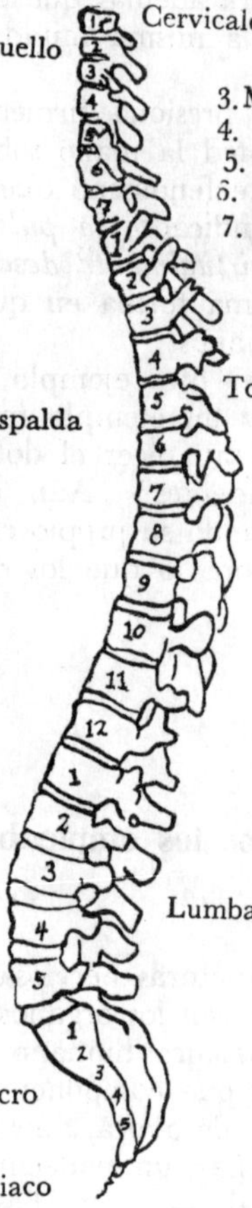

Espalda — Torácicas
1. Antebrazo, tráquea, esófago.
2. Válvulas cardiacas y vasos coronarios.
3. Senos, pulmones, bronquios.
4. Vesícula biliar y sus conductos.
5. Hígado, torrente sanguíneo, plexo solar.
6. Estómago.
7. Duodeno, páncreas.
8. Bazo, diafragma.
9. Glándulas suprarrenales.
10. Riñones.
11. Uréteres y riñones.
12. Intestino delgado, trompas de Falopio, [aparato circulatorio.

Lumbares
1. Intestino grueso.
2. Abdomen, apéndice, muslos, ciego.
3. Órganos sexuales, vejiga, rodillas.
4. Nervio ciático, músculos de la espalda [baja, próstata.
5. Piernas, tobillos y pies.

Sacro
Iliaco

Sacro: Cadera y glúteos.

Coccix: Recto y ano.

Figura 7

circuito causado por una enfermedad, un trauma (lesión), una infección o cualquier otro problema estas zonas Z dolerán cuando se les presiona. Lo que resulta extraordinario acerca de estas áreas de dolor es que son, al mismo tiempo, los puntos donde se origina la curación, y lo único que necesitamos para ello es ejercer cierta presión.

La prueba V.M. y los puntos de alarma se ponen a su servicio con la velocidad del rayo

Teniendo bien presentes estos secretos fisiológicos, hagamos otro examen por la espalda de nuestro sujeto. Vuelva a recorrer su columna vertebral, haciendo presión con los dedos. Observe la sorprendente reacción vasomotora que se produce casi instantáneamente, y ésa es precisamente la velocidad con la que el estímulo viaja a todos los órganos alimentados por esa terminación nerviosa. Y ésa es también la rapidez con que funciona el sistema cuando usted aplica la terapia de la punta de sus dedos a un punto de alarma. Con la sola presión de sus dedos, desencadene usted una reacción vasomotora y sabrá de inmediato la condición en que se encuentran los órganos conectados con esa terminal nerviosa. ¡Medite este fenómeno! ¡El mejor sistema de computación del mundo se encuentra precisamente al alcance de su mano y usted puede verlo funcionar cada día de su vida!

¿Pero cómo hacer la prueba en usted mismo?

Como no es posible que usted haga la prueba en su propia espalda, debe recurrir a ciertas áreas más convenientes, tales como el abdomen y el pecho. Como las computadoras fabricadas por el hombre, la naturaleza ha dotado nuestros cuerpos de una señal o sistema de alarma; y estos indicadores de diagnosis se hallan al alcance de la mano. Hace miles de años, los antiguos maestros chinos llamaron a estos indicadores "puntos de alarma" y la naturaleza los ubicó convenientemente a nuestro alcance (figura 8).

Hay once puntos de alarma en su pecho y vientre

De los once puntos de alarma que hay sobre su pecho y abdomen, todos son significativos y cumplen con un propósito. Cada uno nos dice algo. Aprenda a entender la sorprendente historia que ellos nos cuentan.

¿Qué son los puntos de alarma?

Los *puntos de alarma* son áreas de sensibilidad que se encuentran a flor de piel y debajo de ella. Después de estudiar estas áreas en la medicina china, llegué a darme cuenta —como también usted lo hará— de la forma en que estos puntos de alarma o zonas Z pueden utilizarse no sólo con fines de diagnóstico sino también como un medio terapéutico (ver figura 8).

Tim observaba el examen practicado a su mujer con ávido interés. Consultó el cuadro de puntos de alarma sobre la pared de mi consultorio y luego puso mucha atención a medida que yo investigaba esos mismos puntos en el pecho de su esposa. Les dije a los dos: "Prueben estos puntos todas las mañanas. Asegúrense de haberlos localizado con la punta de los dedos, y luego pregúntense: 1) *¿Este punto duele cuando lo presiona superficialmente?* o 2) *¿Duele bajo una presión profunda?* " Hay aquí una gran diferencia, así que tenga mucho cuidado al hacer esta revisión. Siga las siguientes

Indicaciones para probar sus puntos de alarma

Para determinar el estado de salud suyo o de otra persona, examine todos los días sus puntos de alarma, que según se puede ver en la figura 8, están convenientemente ubicados en el pecho y el abdomen, y al alcance de la mano. Al hacer esta prueba, deberá tener en cuenta los siguientes factores, que son de mucha importancia.

Primero.
   Si se produce dolor en el punto de alarma al tocarlo suavemente con la punta del dedo, esto significa que el órgano con el cual se intercomunica (a través del sistema nervioso autónomo) está *hipoactivo* (no trabaja tan bien como debiera).

Segundo.
   Si al aplicar una leve presión no se produce dolor sino que el dolor lo encontramos bajo el efecto de una presión profunda, esto nos indica que el órgano interconectado se encuentra *hiperactivo* (trabaja con demasiada intensidad).

NOTA: *El doctor Felix Mann, eminente médico inglés de reconocido prestigio, opina que el dolor que se presenta como resultado de una presión profunda es indicativo de una enfermedad aguda.*

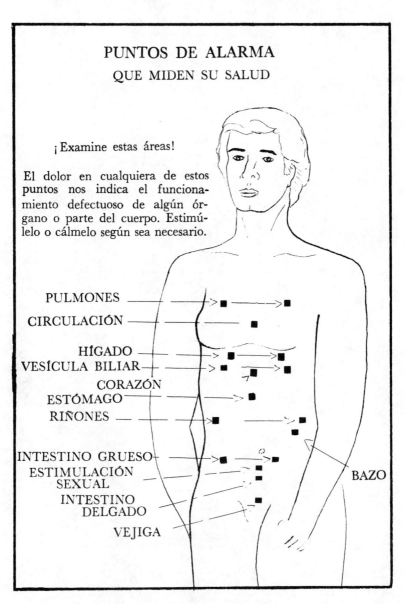

Figura 8

Tercero.
Cuando no se experimenta ningún dolor ni a consecuencia de una presión profunda ni por efecto de un tacto superficial (simplemente tocar) habrá que alegrarse. Éste será para usted un día de fiesta, porque todos los órganos y las partes de su cuerpo están en perfectas condiciones. Trabajan sin ninguna complicación. Este es el día en que usted se siente estupendamente, el día que mejor juega su deporte favorito, trabaja mejor que nunca, o sea alcanza la cima de su desempeño personal, y ¿quién podría pedir más? ¿No es verdad que esa prueba de treinta segundos vale más que un millón de dólares?

NOTA: *Revise sistemáticamente todos sus puntos de alarma cada día. Después de examinarlos, revíselos una vez más. Cuando desaparece la sensibilidad, el maravilloso sistema de alarma de la naturaleza le avisa que ha comenzado la recuperación o la curación.*

Tres factores importantes acerca de los puntos de alarma

Antes de exponer ante usted este sorprendente aunque heterodoxo secreto oriental, hay tres puntos sobresalientes que debe recordar:

1. *¡Sus puntos de alarma no sólo se utilizan para el diagnóstico, se usan también en el tratamiento!* Recuerde que aunque el botón de alarma se expresa por sí mismo esto no siempre significa que un órgano determinado esté afectado. Por ejemplo; si el punto de alarma del hígado produce dolor al tocarlo, no culpe arbitrariamente al hígado. Puede estar fallando cualquier otro tejido conectado con el mismo nervio que alimenta al hígado y ese tejido se estaría manifestado por medio de un dolor reflejo. Cualquier factor que altere la actividad normal hace funcionar la señal de alarma.
2. *Cuanto más crónico sea el padecimiento relacionado con el nervio en cuestión, tanto mayor será la sensibilidad en estos puntos de alarma ante una presión profunda.*
3. *¡Incluso los puntos de alarma pueden manifestarse poniéndose rojos o sintiéndose calientes al tacto!*

Cómo un punto de alarma manifiesta padecimientos del pecho

La próxima vez que tenga un resfriado revise sus puntos de alarma. Lo más sorprendente de los puntos de alarma del pecho es que *inmediatamente nos dicen que algo en el sistema respiratorio está fallando*. Cuando una persona que padece asma, efisema, tuberculosis o neumonía, está pasando o está a punto de tener una crisis específica, estos puntos de alarma inmediatamente se vuelven sensibles.

Revise sus puntos de alarma cada mañana

Escuche el mensaje que sus puntos de alarma pueden enviarle cada día. Utilice esta técnica heterodoxa para predecir sus estados de salud. En cada área aplique primero una presión leve y después una presión intensa; si hay dolor, observe su intensidad en cada caso. Como se indicó antes, el grado del dolor producido por la presión ejercida es la señal indicadora del estado del órgano o la parte del cuerpo alimentada por ese nervio, además de determinar la intensidad y el tipo de presión que habrá que aplicar para solucionar el problema.

Las dos reglas clave en el tratamiento de las zonas Z

Primera: *calme* todos los puntos que muestran dolor ante una presión *ligera*.
Segunda: *estimule*, o tonifique (oprima fuertemente), todos aquellos puntos en los que haya dolor por una presión *intensa*.

Nota: *(nuevamente) Un "punto de alarma" doloroso significa que en el área de la zona Z que estamos examinando hay un órgano o una parte del cuerpo que duele. ¡Cuando el dolor de algún punto de presión de la piel desaparece durante el tratamiento, quiere decir que el problema en el órgano correspondiente ha empezado a ceder! Una vez más, la naturaleza nos ha comunicado, a través de las zonas Z del sistema nervioso autónomo, el estado de salud de nuestro cuerpo. Mediante los procesos establecidos por Dios no sólo recibe usted una advertencia, sino que también obtiene los medios para tratar los problemas de salud tan pronto como se manifiesten.*

¿Comienza a entenderlo? ¡Bien! ¡Sigamos adelante! Hablemos ahora de otra clase de "punto de alarma". A esta clase de puntos los llamaremos *puntos de presión,* ya que así se les conoce en la medicina occidental, y sin embargo no dejan de tener una connotación extraña y heterodoxa... Estos puntos de presión para un tratamiento los hemos de aplicar nosotros mismos.

El propósito de tratar los "puntos de presión" también conocidos como zonas Z

El tratamiento consistente en oprimir los *puntos de presión* con las puntas de los dedos tiene el propósito de *liberar una contracción local de un músculo, de un vaso sanguíneo o la constricción de algún otro tejido blando. El tratamiento rompe un círculo vicioso que ocurre en la terminación nerviosa local que se halla en cortocircuito. El tratamiento mejora la irrigación linfática, incrementa el suministro de sangre, libera el área local de los productos de desecho acumulados en cantidades suficientes para ocasionar molestias y dolor. Este tratamiento es lo que da lugar a la expresión "¡Caramba, me siento mucho mejor!"*

La magia de los *puntos de presión* es que liberan la tensión; y cuando la tensión se libera, el dolor desaparece. Desaparece el dolor originado en los puntos más distantes. La sensación de cansancio y de tensión se aleja repentinamente. Para lograr esta sensación de bienestar utilice sus *puntos de presión* diariamente, y si los aplica adecuadamente estará listo para saltar de la cama y vivir plenamente.

¿Dónde se encuentran estos puntos de presión?

Todos los puntos de presión se localizan bajo la piel, sobre los nervios de los músculos, y en ocasiones sobre las válvulas venosas cerradas. Los puntos de presión controlan la cantidad de dolor que sentimos de un día a otro. Según se indicó anteriormente, estas zonas Z o puntos de presión pueden ser dolorosos localmente pero manifestar algún funcionamiento deficiente en alguna otra parte del cuerpo. Esto, recordémoslo, es un "dolor reflejo".

Si hemos de ejercer un control efectivo sobre los patrones de dolor, debemos disolver o resolver la tensión acumulada en estos puntos. Los chinos lo hacen introduciendo una aguja en ellos o bien utilizando la punta de los dedos. Usted y yo podemos hacer

Remedios Desconocidos / 35

presión con la punta de los dedos para romper el arco fisiológico que bloquea la puerta de la salud y el funcionamiento normal. ¡Basta con oprimir el botón! ¡La naturaleza hará el resto!

Cada punto tiene una zona de influencia

Jake L. jugaba en el equipo de beisbol de su compañía y por este motivo desarrolló un dolor en el hombro y en la parte superior del brazo derecho, lo cual suele ocurrir a los lanzadores. El dolor era tan intenso que no podía levantar el brazo para peinarse o para lavarse la cara. Todo parecía indicar que aquel hombre, que, exceptuando este padecimiento, estaba completamente sano, tendría que abandonar su equipo antes de que terminara la temporada. Este era el panorama hasta que comenzamos a tratar sus zonas Z.

Descubrimos un punto de presión suave al frente de su hombro derecho. Este punto de presión irradiaba un patrón de agravamiento sobre el músculo deltoide del hombro y sobre la cara externa de la parte superior del brazo. Apliqué presión sobre estas zonas Z y los adoloridos músculos del hombro dejaron de molestarle. También los jugadores de golf, las amas de casa y los lanzadores de beisbol pueden servirse de este método, como lo hizo Jake, que volvió a lanzar para su equipo.

Veamos otro ejemplo: encontrará usted un importante punto de presión en el ángulo que forman los dedos pulgar e índice. Este punto no sólo controla el pulgar. Hace miles de años los chinos descubrieron que éste es un punto clave en el tratamiento del insomnio, dolores de cabeza, cansancio de la vista, resfriados, dolores de muelas, asma, sinusitis y padecimientos de la cara.

En una oportunidad mi esposa tenía un absceso en una pieza dental. No podíamos encontrar a su odontólogo y su dolor era insoportable; la aspirina ni siquiera le mitigaba un poco aquella terrible molestia. Presioné el punto de su mano mencionado en el párrafo anterior y entonces la sorpresa le iluminó el rostro. "¡Es increíble! —exclamó—. ¡El dolor está desapareciendo!". El punto de presión al que nos referimos se puede ver en la figura 16. Este sencillo procedimiento puede ponerlo en práctica en usted mismo y no podrá creerlo hasta que no lo haya experimentado.

CUARTA PRUEBA

El ombligo, centro de prueba de los arcos reflejos

Hagamos una cuarta e importante prueba que nos ofrece otra valiosísima llave para la puerta de la salud. Para este fin podemos usar el ombligo a manera de una estación de prueba útil y accesible. Coloque la punta del índice sobre el ombligo, realizando un movimiento en toda su periferia. Sienta una o dos áreas suaves, presione con más fuerza y note hacia dónde irradia el dolor. Esto es muy significativo, porque el dolor se irradia desde el ombligo hacia el órgano o parte del cuerpo enfermo y todo lo que usted tiene que hacer para determinar esto es presionarlo. Recuerde; el ombligo no es únicamente un centro de pruebas, sino también un punto de tratamiento. Es una zona Z. ¿Extraño? ¿Heterodoxo? Sí, pero funciona y así lo he demostrado una y otra vez.

LA FATIGA

Cómo librarse de esa sensación utilizando sus puntos de presión

Hoy en día todos estamos en un estado de tensión anormal. Si bien no toda tensión es mala, es cuando el aburrimiento entra en escena que la tensión se transforma en fatiga. Nos lleva al agotamiento y a la enfermedad. Para que usted se ayude a sí mismo y logre una vida más larga y libre de estos monstruosos asesinos, le recomiendo utilizar hielo como complemento del tratamiento de los *puntos de presión*. Todo lo que hay que hacer es aplicar un cubo de hielo en los puntos de presión en el sitio que le indicaré más adelante. Este extraño método ha sido utilizado durante más de 5 000 años. Usted se librará de la fatiga empleando esta particular versión de esta técnica. El trabajo pesado nunca volverá a afectarlo porque usted podrá generar la energía necesaria para hacerle frente. Para poner en marcha los generadores naturales que hay dentro de usted mismo todo lo que tiene que hacer es oprimir estos "botones" mágicos, utilizando para ello algo tan sencillo como un dedo o un cubo de hielo. Recuerde; ¡este fabuloso tratamiento está en sus manos!

El uso de los puntos de presión para generar energía

Marion D. abrió las puertas de una vida nueva sin más que la punta de sus dedos y un cubo de hielo. Ella era una mujer orgullosa. Se había casado cuatro veces y cada uno de sus matrimonios había significado un desastre... y más hijos. Delgada, cansada, anémica, de semblante adusto, todos sus encantos femeninos estaban ensombrecidos por la angustia. Tenía dos empleos y con enormes dificultades lograba solventar la situación económica de su familia. ¡La tensión la estaba asfixiando!

Sus cuatro hijos adolescentes eran fuente de toda clase de problemas. Una de sus hijas solteras estaba embarazada, la otra se inyectaba heroína y sus dos hijos varones tenían antecedentes policiacos. Marion trataba de mantener unida a su familia entre sus idas y venidas ante la policía y las autoridades juveniles. La tensión y la fatiga que le resultaban de esa situación se iban acumulando hasta transformarla en un manojo de nervios, en una bomba de tiempo que en cualquier instante haría explosión, y de no haber sido por la *técnica generadora de energía de los puntos de presión* nunca hubiera podido salir adelante. Este tratamiento no sólo la libró de la fatiga, sino que la hizo sentirse una mujer nueva. Su cuerpo comenzó a recuperar su perdida figura, recuperó el apetito, su tensión se desvaneció y, una vez más, pudo disfrutar de la energía que había perdido.

A continuación presentaré esta fabulosa técnica para que la utilice en usted mismo. ¡No es un juego! No se trata de una novedad cuyos efectos no se hayan comprobado. Esta técnica sólo puede fallar si no se aplica convenientemente. Si desea liberar sus tensiones, o incrementar su nivel de energía estimulando los generadores naturales ocultos en su cuerpo, apéguese a las reglas de las zonas Z. Utilice su dedo pulgar y un cubo de hielo para estimular estos tan importantes y heterodoxos puntos de presión que han traído la salud a millones y millones de orientales durante miles de años.

Cómo funciona la técnica generadora de energía de los puntos de presión complementada con un cubo de hielo

Procedimiento de la terapia de hielo

Coloque el pulgar sobre la cara externa del hombro y el ángulo externo del codo. Haga un movimiento de rotación, presionando, durante quince segundos. Después aplique el cubo de hielo trazando pequeños círculos. Simplemente oprima el punto durante medio minuto. Caliente momentáneamente el punto frío, empleando para ello la palma de la mano. Repita toda la operación una vez más.

Puntos clave liberadores de tensión para acabar con la fatiga y recuperar la salud

Los pies. Localización de los puntos de presión.

1. En la planta del pie detrás de la primera cabeza metatarsiana (figura 9).
2. Sujete el dedo gordo del pie. Apriételo. Busque las áreas dolorosas. Presione hasta que la molestia desaparezca.

Los tobillos. Localización de los puntos de presión.

Sujete el tendón de Aquiles entre los dedos pulgar e índice. Localice el punto exacto de dolor. Aplique presión y hielo siguiendo las instrucciones (figura 10).

Las piernas. Localización de los puntos de presión.

Encuentre las áreas de dolor sobre la pantorrilla. Trate cada una de las áreas dolorosas según se indica (figura 11).

Rodillas y muslos. Localización de los puntos de presión.

Encuentre las áreas de dolor, según se señalan en la figura 12. Se sorprenderá al encontrar zonas de dolor cuya presencia ni siquiera sospechaba. Y se sorprenderá más todavía cuando el dolor desaparezca con el tratamiento, cuando su tensión se extinga y su fatiga se desvanezca.

La espalda. Localización de los puntos de presión.

Si no le es posible alcanzar su propia espalda para palparla, pídale a alguien que le ayude a localizar los puntos de liberación

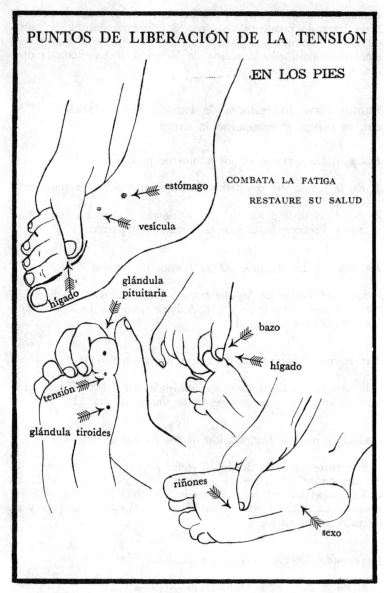

Figura 9

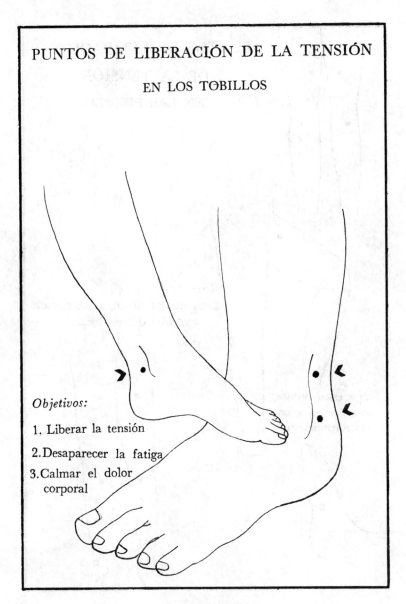

Figura 10

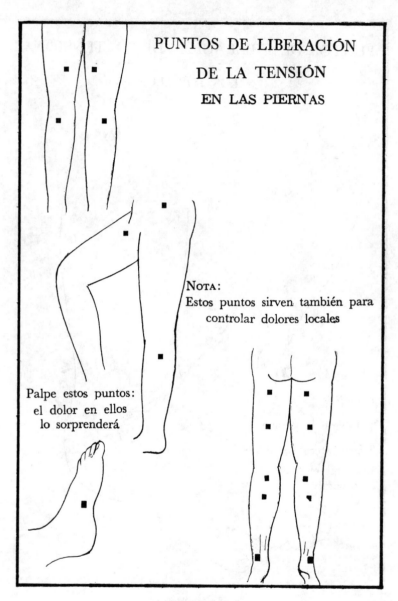

Figura 11

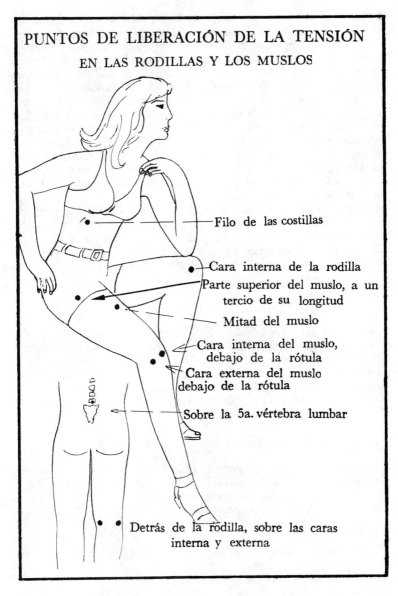

Figura 12

de la tensión. En la parte baja de la espalda, a ambos lados de las vértebras lumbares, encontrará ciertos puntos clave que liberan la tensión de la zona de las caderas, así como las molestias de la ciática (figura 13). Estimule los puntos aplicando presión con movimientos rotatorios del pulgar o con los nudillos aplicando hielo con el mismo movimiento. Debido a las dimensiones de los músculos que se encuentran en esta área, la presión deberá ser un poco mayor. Después del tratamiento extienda las piernas. Estírese y al hacerlo respire profundamente. Note cómo el calor se extiende por todo su cuerpo. Cuando se presenta esta reacción, las áreas de fatiga de su cuerpo comienzan a relajarse. Es entonces cuando se liberará de los factores que provocan el envejecimiento. Comenzarán a diluirse los desperdicios tóxicos acumulados en todos los puntos de tensión.

¿Cómo puede hacer esto en su trabajo o mientras viaja en un autobús? Sencillamente cierre los puños, colóquelos en la espalda sobre las zonas clave de dolor y doble la espalda hacia atrás. Si está acostado en su cama, puede hacer lo mismo colocando pelotas de golf debajo de los puntos de dolor. Así de fácil.

El cuello. Localización de los puntos de presión.

Revise el área de la base del cráneo. Note cómo algunas de ellas se muestran extremadamente dolorosas cuando se presionan. Clave el pulgar en cada una de estas zonas Z (figura 14). Siga la técnica de presión doblándose hacia atrás en un sillón y colocando una bolsa de hielo contra la base del cráneo o la parte posterior del cuello. Le encantará el alivio que esto le proporciona.

Los hombros. Localización de los puntos de presión.

Cuando el engarrotamiento o el dolor de hombros limita las funciones del brazo, encontrará nódulos de tensión en la parte superior de la espalda, justo sobre la escápula. Localice estos puntos y siga el tratamiento prescrito (figura 15).

Brazos y manos. Localización de los puntos de presión.

Examine el área que se encuentra entre la base de las uñas y la primera articulación de cada dedo (figura 16). Haga la prueba. ¿Siente dolor? Vaya probando cada uno de los dedos apretándolos

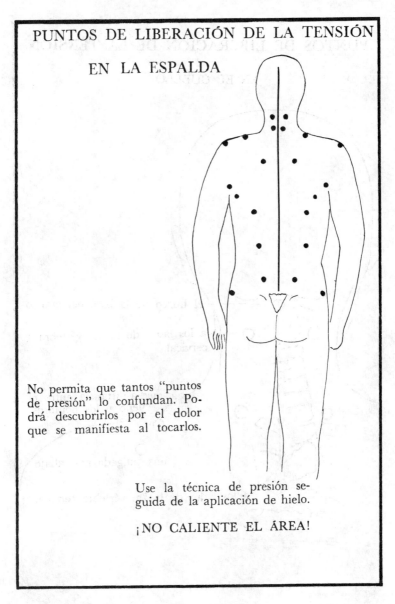

Figura 13

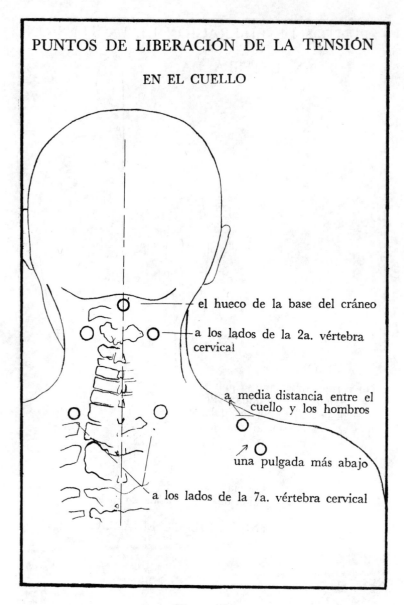

Figura 14

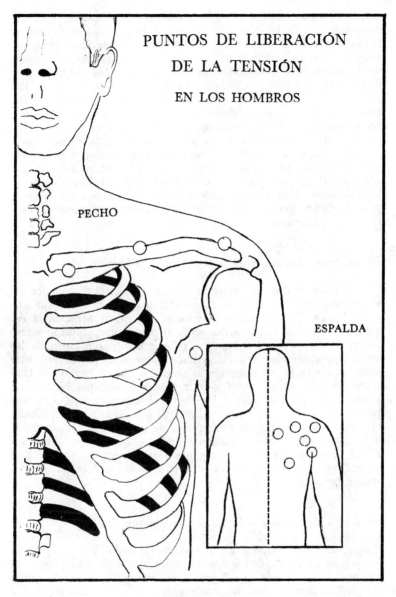

Figura 15

entre el pulgar y el índice de la mano opuesta. Retuerza así cada dedo una y otra vez dándole masaje al área mencionada con la mano contraria. Revise ahora el *punto del corazón*. Este punto se localiza en la palma de la mano sobre la línea del corazón, debajo de la membrana interdigital que une a los dedos anular y meñique. Según los orientales, este punto nos indica la tensión del corazón, y la práctica de retorcer el dedo medio resulta benéfica para las personas que padecen presión arterial alta. Siga el procedimiento mencionado humedeciendo la punta de los dedos en un vaso de agua helada. Haga lo mismo al examinar los puntos de presión que se encuentran entre los dedos índice y pulgar de cada mano. Pruebe estos puntos presionando profundamente. La sensibilidad presente en este punto nos indica que hay tensión en los intestinos. Más aún, al aplicar el tratamiento a estas áreas la pérdida de tensión se traducirá en un incremento de nuestras horas de sueño placentero.

El abdomen. Localización de los puntos de presión.

Se ha dicho que "la mayoría de las enfermedades comienzan en el intestino" y si usted está tenso, el primero en resentirlo será su abdomen. Para eliminar la tensión abdominal presione la región dolorosa que se encuentra sobre el plexo solar, según se muestra en la figura 17. Este punto es un interruptor maestro de las zonas Z; considérelo como tal. Avance entonces un par de pulgadas sobre su abdomen en dirección al ombligo y luego presione. ¿Hay dolor en este punto? Repita el tratamiento. Aplique hielo. Esto puede acentuar o revelar dolores cuya existencia ni siquiera sospechaba. Descienda de nuevo hasta el ombligo. Siga repitiendo el procedimiento bajando a intervalos de una pulgada hasta llegar a la entrepierna. Este tratamiento no sólo libera la tensión abdominal, sino que estimula los órganos alojados en esta región. Este procedimiento es parte de un programa básico general para revitalizar la salud.

El pecho. Localización de los puntos de presión.

Recorra su pecho con las puntas de los dedos y localice todos los puntos de dolor. Confronte su posición con los señalados en la figura 18. Es posible que llegue a encontrar algún punto exclusivo de su persona que no esté consignado en la ilustración. Dé tratamiento a todos los puntos de presión con un movimiento de

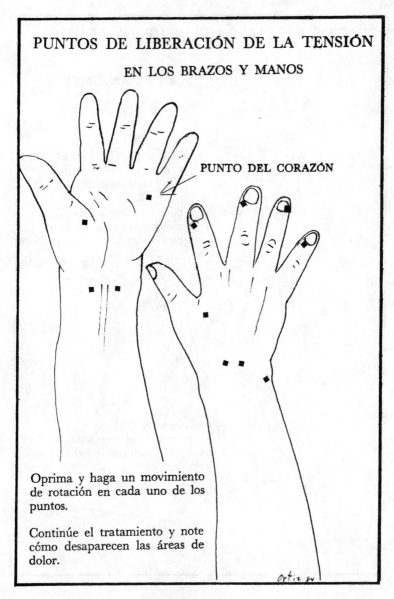

Figura 16

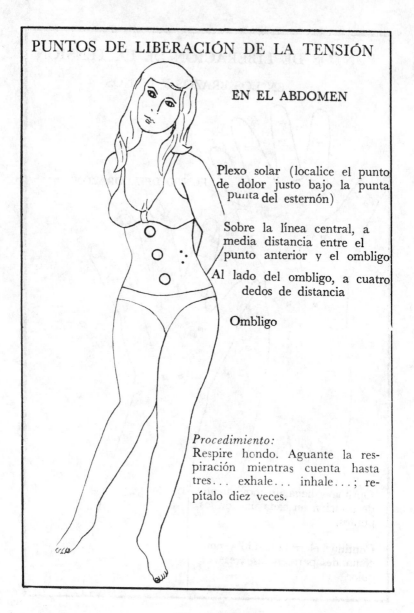

Figura 17

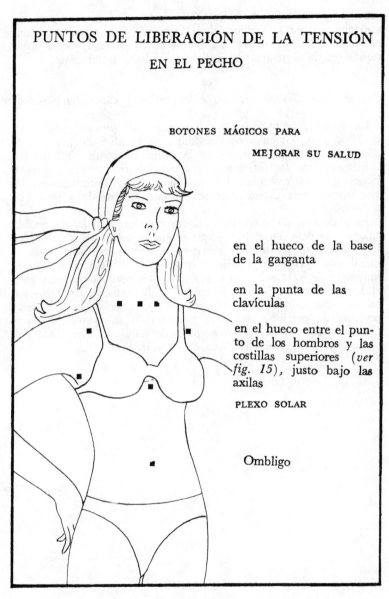

Figura 18

rotación y un cubo de hielo. Note cómo el descanso comienza a extenderse por su pecho y se le hace más fácil respirar profundamente. Encuentre cada una de las zonas Z clave que se mencionan en la ilustración y aplique el mismo tratamiento.

Puntos sobresalientes relativos a la tensión y cómo descubrirla

La tensión, tanto física como mental, siempre deja sus marcas. Por ejemplo; cuando el abdomen se ve afectado por la tensión, ésta puede manifestarse en la forma de colitis (inflamación e irritación de los intestinos), diarreas alternadas con constipaciones y otras molestias. La tensión puede manifestarse en los ojos o como una úlcera estomacal, o también con dolor de cuello o de cabeza.

Para determinar si padece alguna de estas formas de tensión coloque un dedo en el hueco que se encuentra detrás de la oreja. Este punto se encuentra precisamente detrás del ángulo de la mandíbula. ¿Duele? ¡Podría apostar que sí! Éste es un punto indicador de la tensión, pero también es un punto de presión para el tratamiento de dolores de cabeza y de sinusitis. En otras palabras, aplicando el tratamiento a estas zonas Z usted está en posición de producir pequeños milagros en su propio beneficio. Oprima estos botones mágicos. ¡Hágalo todos los días! Esta costumbre podrá cambiar el curso de su vida.

**SEGUNDA
SECCIÓN**

CAPITULO 2

NUEVA SALUD MEDIANTE LAS HIERBAS (FITOTERAPIA)

Cómo evitar gastos médicos y qué hacer

MUCHO se ha dicho que si las personas se familiarizaran con las hierbas, con sus propiedades medicinales y aplicaciones, se ahorrarían muchos gastos médicos.

A pesar de los extravagantes nombres modernos que se les aplican hoy en día, y a despecho de que se les conceptúe como algo por demás heterodoxo, las hierbas continúan ocupando un sitio predilecto entre quienes conocen su valor. Las hierbas *pueden* restablecer la salud. Usted ahorraría todo el dinero gastado en consultas médicas, sabiendo cómo utilizar las hierbas. Haciendo uso de las hierbas estará siguiendo el camino de la naturaleza; el mejor de los camios.

Las hierbas y sus propiedades muchas veces fueron descubiertas por accidente

Ciertos médicos ingleses decidieron investigar los relatos escuchados sobre los sorprendentes resultados de un tratamiento contra la hidropesía que lograba una mujer de Shropshire. Descubrieron que utilizaba hierbas, una de ellas la llamada *digital,* y de esas hierbas que aquella mujer usaba surgió un medicamento conocido como *digitalina,* que con tanto éxito se ha venido utilizando en todo el mundo. Los descubrimientos realizados por los orientales hace miles de años en lo que hace a las hierbas así como los de Paracelso, Celso e Hipócrates, fueron en muchas ocasiones con-

Remedios Desconocidos / 55

secuencia de un accidente. Pero al discutir con usted el tema de las hierbas, no dejaremos sitio a la casualidad o al azar, y me referiré estrictamente a hechos comprobados. Hablaremos de las hierbas y sus aplicaciones.

Casi todas las hierbas pueden conseguirse en las tiendas de alimentos naturales

La mayoría de los medicamentos, tan buenos como útiles, provienen del reino vegetal. En la actualidad podemos encontrar estas hierbas en las tiendas de alimentos naturales y en algunas farmacias. Algunos de estos remedios naturales pueden ser adquiridos en diferentes formas; deshidratados, en extracto, etcétera. Muchos de ellos crecen en forma silvestre, pero hay algunos que pueden hallarse en áreas urbanas. En este libro no se identificarán las hierbas por su apariencia ni por su lugar de origen. Lo que me interesa es proporcionarle un sistema eficaz para saber cómo utilizar las hierbas en beneficio de su salud cuando disponga de tiempo y siempre que así lo requiera. Aprenda cómo y cuándo usar las hierbas. En este capítulo presento cuarenta y un hierbas que puede utilizar en usted mismo, cuyos efectos han sido comprobados a través de los siglos. Estas hierbas pueden ser la respuesta a los padecimientos comunes cuando usted más las necesite.

Las mejores hierbas cuyos efectos puede disfrutar en casa

Juncia, remedio para la dispepsia

Dispepsia es una palabra vieja que los individuos anticuados como yo seguimos usando. Dispepsia significa, simplemente, mala digestión y es un síntoma, no una enfermedad. Tiene muchas causas pero la principal es un exceso de ácido en el estómago; por ejemplo, debido a la ingestión de bebidas alcohólicas. Pero también puede acompañar a los padecimientos cardiacos, o puede deberse a que no entre bilis en el intestino delgado. Incluso puede originarse en la histeria.

En el caso de Geoffrey K., las tensiones de su trabajo la originaban. Era un joven saludable, pero siempre que comía se llenaba de gases y el dolor que sufría en el abdomen le resultaba insoportable. Para evitar el dolor, dejó de comer y bajó de peso en una forma extraordinaria. Un médico opinó que tal vez Geoffrey tuviera un tumor maligno, otro lo sometió a toda suerte de exámenes y análisis sin encontrar nada. Un día le hablé a Geoffrey acerca de la juncia; la usó y su dolor de estómago desapareció. La consiguió en una tienda de alimentos naturales, con ella preparó un té, lo hizo hervir, y tomó de veinte a treinta gotas tres veces diariamente durante varios días consecutivos. Consiguió también un nuevo empleo. Con la juncia y el cambio de ocupación su problema se solucionó, y desde entonces no ha vuelto a padecer aquella molestia.

La agrimonia. Cómo calmó la tos de una niña

La tos es la expulsión natural de los desechos del aparato respiratorio. La pequeña Janie D. tosía todo el día hasta que llegó a enloquecer a toda su familia. Por las noches no les dejaba dormir y durante el día no dejaban de preocuparse por ella, hasta que la cara de la niña se puso azul. El médico de la familia recurrió a todo cuanto conocía, y la pequeña Janie estaba tomando todos aquellos remedios cuando su madre llamó a mi consultorio. Un examen practicado a la niña reveló una subluxación cervical (una de sus vértebras, a la altura del cuello, estaba fuera de su posición normal). Al ajustar aquella vértebra se detuvo la causa que había originado su padecimiento, pero aquello no resolvió el cuadro de tos crónica. Janie se curó de la tos cuando su madre preparó una cocción con la raíz de la planta agrimonia y la endulzó con miel. Le daba cuatro tazas diarias y en dos días todo vestigio de tos había desaparecido.

NOTA: Una cocción es un preparado líquido que se logra haciendo hervir una hierba en agua por un tiempo considerable. Si la cocción se hace hervir a fuego vivo o a fuego lento durante un periodo muy largo, se puede transformar en un jarabe espeso.

Sen americano. El mejor remedio natural de acción catártica

Un catártico es un purgante activo. El movimiento de los intestinos puede o no puede estar acompañado de dolor. La señora F. R. había padecido de estreñimiento durante años, hasta que se le sugirió que probara el sen americano. Para preparar su propio catártico fresco, la señora F. R. hizo una cocción de las hojas y las vainas de esta planta. Agregó una cucharada sopera de este líquido a medio litro de agua caliente, para tomarlo cada mañana. Así logró limpiar sus intestinos en una forma rápida y eficaz.

La angélica. Cómo calma los dolores de cabeza de origen nervioso

La angélica es una hierba suave de acción efectiva. No sólo es buena para los dolores de cabeza de origen nervioso, sino también para acabar con la flatulencia (presencia de gases en el estómago), estimular el apetito y para levantar el estado de ánimo. John P., ingeniero de carreteras, tenía muchísimos problemas en su trabajo. Cuando estaba sometido a presión, se le presentaba el dolor de cabeza. John se quejaba de estar consumiendo "toneladas de aspirinas", quería algo con menos efectos secundarios que esa medicina. Se le recomendó la angélica. Recibió instrucciones de cómo preparar una infusión o té con las hojas de esta planta, y la bebía según la necesitara, aunque siempre que encontraba polvo de angélica lo utilizaba, agregando media cucharadita a una taza pequeña de agua caliente. La única advertencia es que *nunca deberá emplear la raíz fresca* de la planta de angélica.

NOTA: Las infusiones se preparan agregando hierbas al agua que acaba de hervir, para extraer de ellas sus ingredientes activos. El té, por ejemplo.

El álamo. Un medio para detener la diarrea

La diarrea es la forma natural de expulsión de las materias extrañas y nocivas del tracto intestinal. La defecación se vuelve líquida cuando se aumenta la peristalsis (movimientos ondulantes de los intestinos). Esto se puede deber a las infecciones o a la ingestión de medicinas, alcohol, alimentos, agua o, incluso, leche, pero también se puede originar en las tensiones mentales. La dieta juega un papel muy importante respecto a este padecimiento.

Tim R. tenía una fuerte diarrea. Él mismo decía que pasaba más tiempo en el baño que fuera de él. Entonces le pregunté si alguna vez había visto un álamo. "Claro —me dijo—, tenemos uno en el jardín. ¿Por qué?"

Tim fue a su casa y, con muchas dudas, cortó un pedazo de corteza de su álamo. Preparó lo que se llama una tintura y puso diez gotas de ella en un poco de vino de jerez. Su diarrea se detuvo en unas horas. Luego puse a Tim bajo un programa de control de alimentos que le permitía comer únicamente carne magra, pescado blanco, aves, manzanas cocidas, pudín de leche con arruruz, pan tostado y cereales. No se le permitía comer carne con grasa, mantequilla, suero, galletas, té, café o chocolate; además debía evitar la harina de avena y todos los alimentos fibrosos que son difíciles de digerir. Se le recomendó que, de persistir la diarrea, debería seguir una dieta a base de proteínas consistente en alimentos que hubieran sido colados a fin de hacerlos más fáciles de digerir. Gracias al álamo y a su dieta, Tim no ha tenido una recaída desde entonces.

La corteza del álamo se puede reducir a polvo y se puede utilizar en cocciones o tinturas. Comenzando con una cantidad pequeña usted mismo determinará la cantidad exacta que necesita, incrementando la dosis paulatinamente. En esta forma llegará a saber cuál es su dosis personal.

NOTA: Una tintura se prepara con hierbas secas que se trituran y luego se humedecen para formar una pulpa. Para ello se utiliza una mezcla de 50 mililitros de alcohol y 50 de agua por cada 30 gramos de hierba. Se deja en reposo, de ocho a catorce días, en un sitio fresco y al abrigo de la luz. Se cuela, y al líquido se le agrega una cucharadita de glicerina por cada 100 mililitros. Así se producirá una tintura efectiva.

El bálsamo del Perú. Cómo curó las piernas ulceradas de una anciana

Maude J., de casi setenta años, tenía tantas úlceras en las piernas como hacía muchos años yo no veía. Había ido de una clínica a otra en otras ciudades y había consultado a todos los médicos de la localidad. Tenía unas úlceras varicosas, profundas, de gran tamaño, malolientes, sucias y llenas de pus, que pasaban entonces por la etapa de desescamar el injerto de piel que se le había practicado recientemente a un elevado costo. Maude se sentía amargada por todo aquel problema. Se quejaba de sus piernas, pero más que nada se sentía culpable por haber agotado los ahorros de su familia y los de sus hijos. Habían gastado hasta el último centavo y su problema aún persistía. Las cavernas ulcerosas seguían abiertas en sus tobillos.

Después de aplicarle terapia física y vendaje en las piernas, le hablé del bálsamo del Perú. Lo consiguió y tomó de diez a veinte gotas diariamente, aplicando también una preparación con concentración del 50 por ciento sobre las áreas ulceradas. Gracias a las hierbas medicinales de la Naturaleza, las úlceras dejaron de oler mal. Comenzaron a aparecer pequeñas porciones de tejido sano. La infección desapareció, era "un pequeño milagro", según Maude. En cuestión de meses las heridas sanaron del todo y actualmente no tiene más que cicatrices y palabras de agradecimiento para el bálsamo del Perú.

NOTA: *El bálsamo del Perú, tomado, también es efectivo para la bronquitis crónica, el eccema y la disentería.*

La zarzamora, contra la indigestión

Además de servir para preparar vino con sus frutos, la planta de zarzamora nos da muchos otros beneficios. Uno de ellos es su efectividad para tratar los intestinos y sus padecimientos. A Peter R. se le dijo que si no podía encontrar el polvo de raíz de zarzamora en su tienda de alimentos naturales, redujera a polvo las raíces secas de la planta para preparar un té o una cocción con las raíces previamente trituradas, poniendo 30 gramos de ellas en medio litro de agua. Después de doce horas de remojo, debía tomar dos cucharadas soperas del líquido tres veces al día, diariamente. Peter hizo lo indicado y sus padecimientos intestinales cedieron. Comenzó a digerir sus alimentos y los efectos secundarios, como dolores de cabeza y sensación de cansancio, desaparecieron casi inmediatamente. No era algo fácil de creer, pero el hecho es que así ocurrió.

El cardosanto. Un remedio para provocar el vómito

Muchas teorías hay acerca de cómo detener el vómito, sin embargo, hay ocasiones en que debemos provocarlo para expulsar del estómago los desechos nocivos. Una solución concentrada de cardosanto es lo que se necesita para desencadenar el proceso del vómito. ¿Cómo? Ponga a remojar 6 cucharaditas de hojas de cardo machacadas en medio litro de agua fría. Dos cucharaditas de este té provocan el vómito. Media cucharadita es excelente como tónico.

NOTA: *Cuando se toma el cardosanto en forma de té, puede haber cierta tendencia a sudar. Esto no debe extrañarle ya que es parte del proceso de depuración.*

El "cohosh" negro, remedio contra el reumatismo

La palabra reumatismo es un término general que se aplica a cualquier cosa que origine inflamación y entumecimiento de los músculos o de las articulaciones. Puede originarse de varias maneras: en problemas dietéticos, como en el caso de la gota o con una infección en el caso de la fiebre reumática, con cualquier fiebre o enfermedad degenerativa y en algunos casos por problemas nerviosos.

Sin importar su causa, el reumatismo generalmente comienza con una sensación general de malestar. Puede haber irritación de la garganta, sensación de cansancio, escalofríos y enrojecimiento de alguna articulación que presenta dolor cuando la tocamos. Las grandes articulaciones son las que se ven más comúnmente afectadas y el dolor en ellas puede aumentar a medida que pasa el tiempo. Es posible que se inflamen y hasta se vuelvan rígidas. Puede haber fiebre hasta 39.5°C. Las personas que padecen de reumatismo por lo general despiden un olor acre debido a su abundante transpiracióón. Su apetito desaparece y orinan con poca frecuencia. Su cara, antes de un rojo encendido, palidece. Presentan una pesada capa blanquecina que recubre sus lenguas y padecen de constipación.

Mike D. se presentó en mi consultorio con todos estos síntomas típicos. Admitió haberse sometido a un gran número de tratamientos y haber tomado grandes cantidades de medicamentos sin ningún resultado. Después de practicarle un exhaustivo examen físico, diagnostiqué su padecimiento como reumatismo debido a una autointoxicación. En otras palabras, su reumatismo había sido provocado por él mismo. Sus hábitos alimenticios eran inconvenientes, y con ellos cavaba su propia tumba. Se lo expliqué y él se enojó conmigo por habérselo dicho.

Sin embargo, luego de haber utilizado el "cohosh" negro sus dolores empezaron a desaparecer. A dondequiera que va Mike, siempre lo lleva consigo. Claro que tuvo algunas recaídas pero su dolor no es nada comparado con lo que era antes. El "cohosh" negro, planta medicinal empleada por los indios, no sólo se usa para el reumatismo; también puede utilizarse para los problemas de la menstruación y en forma de jarabe es bueno para la tos y los resfriados; además se puede usar como cataplasma en todas las áreas inflamadas. En forma de tintura cinco gotas diluidas en agua azucarada son suficientes para calmar la tosferina de los niños. Para preparar la tintura se deben pulverizar sesenta gramos de raíz y mezclarla con medio litro de ginebra, vodka, whisky o vino.

*El "cohosh" azul. Un remedio indio para solucionar
los "padecimientos de la mujer"*

Uno de los mejores remedios indios a base de té es el "cohosh" azul, empleado para los padecimientos pélvicos o uterinos de las mujeres. Las mujeres indias lo utilizaban para aliviar los dolores anteriores al parto. ¿Cómo se preparaba el remedio? Se hacía un té con las raíces de la planta de "cohosh" azul que tomado durante las tres semanas precedentes al parto lograba que el nacimiento fuera más fácil, rápido y casi indoloro. No existe ninguna restricción en cuanto a la cantidad a consumir. Para tratar el reumatismo se trituran 60 gramos de raíces de "cohosh" azul, 30 gramos de raíz de sanguinaria, y se les deja remojar en whisky o brandy durante una semana. Una copa tres veces al día es un remedio extraordinario.

Las bayas "bookoo". Solución a los problemas del aparato urinario

Martine L. había padecido de los riñones durante años. No podía retener la orina y constantemente tenía que sufrir la vergüenza de saber que estaba dejando escapar algunas gotas; además, esto siempre le ocurría en sitios concurridos. El problema, como es lógico, se agravaba en los días cálidos. Su padecimiento. también le producía un ardor continuo, pero todo terminó cuando comenzó a usar las bayas "bookoo". En su farmacia obtuvo polvo de "bookoo" y tomó una cucharada sopera disuelta en agua (leche o brandy) tres veces al día, diariamente. Otra forma de tomar su dosis diaria de "bookoo" era preparada en un té de treinta gramos de hojas previamente machacadas. Todos los días tomaba de dos a cuatro cucharadas de este té, dos veces al día. Pero Martine descubrió que cerca de su casa se daban las bayas "bookoo" y entonces puso algunas en agua caliente durante toda la noche. Tomaba dos vasos al día, y en unas cuantas semanas había limpiado sus riñones y vejiga; además, la inflamación y el dolor habían desaparecido.

*El "frijol de los pantanos". El tratamiento que Kelly R.
usó para el Herpes Zóster*

El frijol de los pantanos, a pesar de parecer extraño, es un buen remedio utilizado con éxito durante mucho tiempo. Kelly R., trabajador de los ferrocarriles, tenía una erupción de pequeñas ampollas dolorosas sobre el costado derecho, a la altura de las costillas flotantes. Estaban dispuestas en línea sobre las costillas, y le producían un dolor insoportable, al grado de que no le permitían llevar a cabo su trabajo de jefe de patio. Se le instruyó acerca de cómo hacer un té empleando 30 gramos de hojas secas de frijol de los pantanos (que obtendría en la tienda de alimentos naturales) con medio litro de agua hirviendo. Todos los días debía tomar cuatro cucharadas del té, tres veces al día. Kelly me dijo: "No podía creerlo, pero ahora estoy absolutamente convencido de que sirve. ¡Mi herpes desapareció como por arte de magia!"

NOTA: *El té de frijol de los pantanos también se puede utilizar en casos de reumatismo, de escorbuto, o cuando hay deficiencia de vitamina C.*

La madreselva perfoliada. Antídoto contra la hiedra venenosa

No tenía idea de que la madreselva perfoliada pudiera ser utilizada como remedio hasta que, hallándome en la granja, sufrí un fuerte caso de erupción debida a la hiedra venenosa. El médico rural me dijo que volviera a casa, arrancara algunas hojas y ramitas de madreselva perfoliada y preparara con ellas un té. Me dijo que al aplicar el té sobre la piel, la comezón y la inflamación desaparecerían. También me dijo que podía tomar cualquier cantidad del té, como complemento a la aplicación externa.

NOTA: *La madreselva perfoliada también es buena para disolver cálculos de los riñones y vejiga.*

El laurel de California... y cómo acabar con los calambres

Tome diariamente diez gotas de té de laurel es un vasito de agua, dos veces al día. Eso fue lo que le dije a Catherine S., quien trabajando como empleada en la fábrica de su padre había desarrollado una tendencia a sufrir calambres en las piernas. A semejanza de muchas otras hierbas, el laurel de California se puede conseguir en todas las tiendas de alimentos naturales y en las farmacias. Catherine preparó un extracto líquido de las hojas del laurel y tomó la dosis indicada todos los días. Al cabo de tres días Catherine me hizo saber que los calambres de sus piernas se habían esfumado.

Nota: *Para calmar dolores de cabeza, inhale el aroma de las hojas de laurel machacadas, para un dolor de muelas o de oídos, sature un algodón con este extracto y colóquelo sobre el área afectada. También podemos aliviar los escalofríos y la fiebre tomando, dos veces al día, diez gotas en un vasito de agua, diariamente.*

La pimienta de Cayena... para contener el vómito después de haber bebido mucho

Para celebrar su ascenso Tommy T. se detuvo en cada bar que encontró en el camino a su casa, pero cuando llegó ya no estaba tan contento de haber recibido la buena noticia. Estaba saturado de alcohol y sentía náuseas. Bajó del automóvil, comenzó a vomitar y entró corriendo a su casa. Al verlo, su esposa corrió por la pimienta de Cayena, mezcló un cuarto de cucharadita con un cuarto de litro de jugo de tomate y se lo dio a beber. Unos instantes más tarde sus espasmos abdominales habían desaparecido y Tommy había aprendido su lección.

Nota: *La pimienta de Cayena se puede espolvorear sobre los emplastos para aplicaciones externas y mezclada con linimentos puede utilizarse en casos de reumatismo y neuralgias. Para gases, cólicos o dolores de cabeza, tomar cinco gotas de tintura diluida.*

Breve repaso a otras hierbas útiles

Nota: *Los siguientes remedios, extraños y heterodoxos, provienen de los indios y de los días de la colonización. Son remedios populares que han resistido el tiempo y el uso... y que han demostrado su efectividad. Se presentan en forma esquemática para su fácil comprensión y rápida aplicación.*

Nombre: Eneldo
Aplicación: Para gases, dispepsia y para después del parto.
Preparación: Hacer una infusión (té) de semillas de eneldo en agua hirviendo (dos cucharadas en medio litro de agua). Beber a gusto.

Nombre: Saúco (dulce)
Aplicación: Para contusiones, erisipelas, pleuresía, gota y reumatismo.

Preparación: Hacer un té *únicamente* con las flores y bayas. La corteza de las raíces sólo se debe utilizar si no se pueden conseguir las bayas y las flores

Nombre: Eucalipto
Aplicación: Para catarros comunes, úlceras estomacales, úlceras externas, padecimientos de la vejiga o la vagina y mal aliento.
Preparación: Poner cuatro gotas de aceite de eucalipto en un vaporizador, cubrirse la cabeza y aspirar los vapores. Para úlceras malolientes, diluir dos cucharadas de aceite en medio litro de agua caliente y lavar las cavidades con este líquido tres veces al día, diariamente.

Nombre: Hinojo
Aplicación: Para cólicos de los niños y dispepsia.
Preparación: Pulverizar tres cucharadas de semillas de hinojo y con medio litro de agua caliente hacer un té. Tomar media cucharadita cada hora hasta que el problema desaparezca.

Nombre: Genciana
Aplicación: Para diarrea grave, inactividad del estómago e intestinos.
Preparación: Hacer un té con las raíces y la parte aérea de la planta de genciana en medio litro de agua hirviendo. También se le pueden agregar las flores. Dosis: una cucharada con brandy.

Nombre: Jengibre
Aplicación: Para diarrea, cólico, disentería, reumatismo muscular; dolores de muelas, de cabeza y neuralgias.
Preparación: Una vez disuelta la tercera parte de una cucharadita de polvo de jengibre en medio litro de agua, tomar un vasito hasta que los síntomas desaparezcan. En aplicaciones calientes y húmedas, se puede usar externamente para aliviar dolores musculares, de muelas y neuralgias.

NOTA: Las aplicaciones calientes y húmedas se llaman fomentos. Las hierbas (la planta completa) se hierven dentro de una bolsa. El líquido se exprime y se aplica la bolsa sobre la parte adolorida.

Nombre: *Junípero*
Aplicación: Diurético para hidropesía; enfermedades de la piel.
Preparación: Aplastar y remojar 30 gramos de bayas de junípero en medio litro de agua hirviendo. Tomar una taza cada hora durante un día.

Nombre: *Puerro (poro)*
Aplicación: Para inflamaciones (externas), quemaduras, úlceras y piquetes de insectos.
Preparación: Macerar una planta fresca y aplicarla sobre la úlcera, quemadura o área inflamada. Para uso interno, hacer un jarabe machacando la parte verde. Exprimir el jugo y agregarle igual cantidad de azúcar. Tomar una cucharada cada dos horas hasta detener los síntomas.

Nombre: *Altea (malvavisco)*
Aplicación: Para tumores y quemaduras; calma la hinchazón y la comezón.
Preparación: Aplicar una cataplasma (nota) sobre la hinchazón o el tumor. Si queremos que esta cataplasma resulte efectiva la raíz se debe cortar en trozos pequeños, machacarse y ponerse a hervir en leche fresca. Agregar a esta mezcla una cucharadita de corteza de olmo en polvo mientras esté hirviendo, y dejarla hervir hasta que espese; apliquese tan caliente como la soporte. Repita la aplicación una vez que se haya secado. En forma de ungüento se puede aplicar donde haya quemaduras o comezón. Para las úlceras de la boca se usan 15 gramos de raíces secas en un litro de agua; se hierve hasta que se reduce a la mitad y se emplea como enjuague bucal.

NOTA: Una cataplasma nos proporciona calor húmedo por un largo tiempo y, en consecuencia, alivia el dolor. También hace madurar la supuración.

Nombre: *Mostaza*
Aplicación: Para dolores (externos), para baños de pies y como emplasto.
Preparación: Para hacer un emplasto de mostaza se bate una clara de huevo, un poco de harina y semillas de mostaza molidas. Aplicarlo en donde sea necesario.

Para "bajar la sangre del cerebro" o provocar la exudación, meter los pies en un baño de agua caliente (media cubeta) con dos cucharadas de mostaza en polvo.

Nombre: Cebolla
Aplicación: Para resfriados y difteria (en los niños), como cataplasma para infecciones, y para aliviar la contención urinaria.
Preparación: Para hacer un jarabe de cebolla se debe asarla, cortarla y machacarla. Exprimirle el jugo y agregarle azúcar. Para resfriados y difteria en los niños, una cucharada hasta que los síntomas desaparezcan. En el tratamiento de furúnculos, fístulas o áreas infectadas, se debe poner media cebolla horneada sobre la zona afectada y sujetarla sobre el sitio para que permanezca toda la noche. Además comer cebollas frescas es una buena medida para desalojar la orina contenida en la vejiga.

Nombre: Menta
Aplicación: Para acidez estomacal, náuseas, vómitos y gases.
Preparación: La menta se puede administrar en varias formas: como aceite, polvo o té. Para preparar una infusión se hierven 30 gramos de hojas en un litro de agua. El té lo puede beber al gusto. Si hay padecimientos abdominales, machaque las hojas frescas y aplíquelas sobre la piel del abdomen.

Mary Mc K. había padecido de acidez estomacal durante años; los ácidos de su estómago le subían a la garganta provocándole una horrible sensación de ardor. Esta molestia la siguió teniendo a pesar de todos los antiácidos y remedios que le recetaron. Aquel problema no interfería con sus actividades, pero la hacía sentirse muy incómoda todo el tiempo. Había llegado al extremo de no comer ya que la comida empeoraba su padecimiento. Esa pirosis o ardor iba de mal en peor, y en el momento que yo la atendí le resultaba un obstáculo para hablar, pues tenía la garganta inflamada. Nunca había visto un caso que llegara a tales extremos. De hecho, tenía mis sospechas de que aquello fuera un caso de alergia a alguno de sus medicamentos más que una simple pirosis. Hasta que le hice descubrir el té de menta. En los primeros tres días no hubo ninguna mejoría significativa, pero en cuanto se le puso una cataplasma de jugo de hojas frescas de menta sobre el vientre los resultados se hicieron evidentes. Le indiqué que siguiera una dieta blanda y a los pocos días su rostro recuperó la sonrisa que había perdido. Después de años de sufrir acidez estomacal, los síntomas sencillamente desaparecieron.

Donde habían fallado otros tratamientos, el té de menta y la aplicación de hojas machacadas triunfaron. En la actualildad, Mary sigue su dieta y toma el té de menta con regularidad. Desde entonces no ha tenido ninguna recaída.

Nombre: Asclepias
Aplicación: Para pleuresía, dolores en el pecho, fiebre no muy alta en los niños en edad de la dentición y reumatismo agudo.
Preparación: Prepare un té machacando 30 gramos de asclepias hervidos en tres cuartos de litro de agua. Tomar media cucharadita tres veces al día, todos los días. Este remedio también puede tomarse en forma de polvo para aliviar la dificultad al respirar y el dolor, en los casos de pleuresía. Se emplea también para provocar la exudación y cortar la fiebre.

La pleuresía no es cuestión de juego. John M. así lo supo un día después de sentir aquellos escalofríos como consecuencia de haber pasado el día anterior, frío y lluvioso, sentado en su escondite para cazar patos. Sufría dolores como de puñaladas en el pulmón izquierdo. El dolor se hacía más intenso si trataba de respirar profundamente, o cuando tosía. Su fiebre había alcanzado los 39.5 grados centígrados. Estaba pálido, tenía una expresión de azoramiento o de ansiedad y cuando entré en la sala de auscultación lo encontré tendido sobre el costado que más le dolía. Me dijo que había consultado a un médico que le recetó algo, pero aún sentía aquel dolor sobre el margen de las costillas y en ocasiones, en el abdomen. Efectivamente, en esa zona sentía dolor bajo la sola presión de la punta de mis dedos. Su respiración era difícil y el cuadro se complicó más por el hecho de que comenzó a tener hipo. En fin, John estaba en un estado desastroso. Se rio cuando le hablé de la asclepia y sin embargo decidió tomar una poca. Al día siguiente regresó a mi consultorio con una expresión de asombro en la cara. "¡No lo puedo creer! —me dijo—. Ya no siento dolor, puedo respirar y la fiebre desapareció. Unos cuantos centavos de asclepias lograron lo que todas esas medicinas caras no pudieron hacer. ¡Sencillamente, no lo entiendo!"

Nombre: *Gualteria*
Aplicación: Para ciática, gota y reumatismo crónico.
Preparación: La gualteria se conoce también con el nombre de "hierba del reumatismo" o "acebo rastrero". Se hace una tintura poniendo unos 125 gramos de hierba seca en un litro de vino. Sellar el recipiente y guardarlo en un lugar fresco durante dos semanas. Se usa a discreción para aliviar el dolor.

Nombre: *Calabaza*
Aplicación: Para todos los problemas urinarios (espasmos, orina escaldante, etcétera).
Preparación: Hervir 60 gramos de semillas de calabaza en tres cuartos de litro de agua. Tomar un vasito tres veces al día, diariamente. Se dice que este remedio también es bueno para deshacerse de la solitaria, pero nunca lo he comprobado.

Nombre: *Trébol rojo*
Aplicación: Neutraliza la acidez gástrica, purifica la sangre, y se utiliza en aplicaciones sobre úlceras externas.
Preparación: Preparar una infusión con las raíces y beber a discreción. En uso externo, el té se puede aplicar sobre úlceras y llagas. Es bueno para tratar afecciones de la boca como fuegos y labios partidos. También se puede preparar un jarabe hirviendo flores de trébol rojo en agua.

Nombre: *Frambuesa roja*
Aplicación: Para llagas, heridas, úlceras de la boca, quemaduras y escaldaduras.
Preparación: Machacar 30 gramos de hojas secas y hervir en medio litro de agua; se le usa como enjuague bucal. Para usarlo como cataplasma, espesar el té con corteza o ramitas de olmo y aplicarlo sobre úlceras y heridas. Para niños, hacer un té con las hojas y endulzarlo con miel para mejorar su sabor.

    Fue mera casualidad que Tom K. descubriera las hojas de frambuesa como tratamiento para las heridas inflamadas. Tom tenía una infección cuyo foco estaba alojado en el nacimiento de la uña. La carne inflamada le cubría todo el dedo. Le dolía y le punzaba cuando comenzó a podar y limpiar los arbustos de frambuesa roja en el jardín de su casa. Al ir limpiando las zarzas, los pedazos de hojas secas se le pegaron sobre la carne viva y húmeda de su dedo. No le dio ninguna importancia sino hasta la mañana siguiente, cuando vio que la inflamación, el enrojecimiento y la hinchazón habían disminuido y el tejido superfluo había empezado a retraerse. Me detuvo en la calle para contarme su descubrimiento. He aquí la manera en que usted mismo puede preparar este remedio: haga un té de hojas secas de frambuesas, al que deberá agregar corteza y ramitas quebradas de olmo. También es un buen remedio para las infecciones que presentan bocas de carne viva, en ellas la irritación cederá rápidamente.

Nombre: Salvia
Aplicación: Para amigdalitis, cansancio, fiebre, resfriados, tos, aftas, diarreas estivales y lombrices en los niños.
Preparación: Hacer una infusión o té. Se le puede usar para hacer gárgaras en casos de aftas y amigdalitis o se puede beber, tomándolo en dosis de 30 mililitros.

Nombre: Lirio hediondo
Aplicación: Para asma, tos y catarros.
Preparación: El lirio hediondo se puede administrar en forma de polvo, jarabe o tintura. Los últimos se hacen con las raíces y las semillas. La raíz en polvo se puede administrar en dosis de 325 miligramos.

Nombre: Olmo viscoso
Aplicación: Para heridas, quemaduras, congelación, infecciones de las uñas, úlceras y erisipela.
Preparación: Para uso externo, se hierve la corteza del olmo viscoso en medio litro de agua y se aplica sobre la parte afectada, en forma de pulpa que se coloca entre dos pedazos de tela. El té de olmo viscoso también es bueno para quienes se recuperan de alguna enfermedad.

Nombre: Yerbabuena
Aplicación: Para náuseas, vómitos y hemorroides.
Preparación: Machacar un puñado de hojas de yerbabuena y ponerlas en un litro de agua hirviendo. Tomar el té, según se necesite, para aliviar náuseas y vómitos. Para los cálculos en riñones y vejiga preparar una tintura machacando toda la parte verde de la planta y dejándola remojar en ginebra. Tomar a discreción.

Empapar un trozo de algodón con esta misma tintura y aplicar sobre las hemorroides para lograr un rápido alivio.

Nombre: *Tomillo*
Preparación: Agregar unos 200 mililitros de trementina a 30 mililitros de aceite de tomillo (esta hierba se corta cuando está floreando). Puede utilizarse como linimento.

Nombre: *Raíz virginiana contraserpiente*
Aplicación: Para mordeduras de serpiente, fiebre, resfriados, padecimientos biliares; contiene el vómito y alivia el estómago.
Preparación: Se pone a hervir agua y se le agrega la tercera parte de una cucharadita de polvo de raíz contraserpiente. Tomar cuatro cucharadas de este té cada tres horas.

Nombre: *Guindo*
Aplicación: Para cólicos, dispepsia, fiebres intermitentes, diarrea y disentería.
Preparación: Despedazar un puñado de corteza de guindo y remojarlo en agua fría durante veinticuatro horas. Tomar un vasito de este té tres veces al día, todos los días, para resolver alguno o todos los padecimientos mencionados.

Nombre: *Hamamelis*
Aplicación: Para hemorragias, hemorroides sangrantes, úlceras, inflamaciones externas y tumores (externos).
Preparación: Hacer una cataplasma con la corteza y aplicar externamente sobre las hemorroides, llagas y todo tipo de inflamaciones. Hacer un té con las hojas y aplicarlo externamente como astringente.

Hay otra planta de la que me agradaría hablar, cuyos efectos seguramente le interesarán tanto como a mí.

El aguacate, tratamiento contra la neuralgia

Adriene A. tenía tan sólo doce años pero sufría de intensos dolores en los brazos y en los hombros. El intenso dolor duraba unos segundos, pero a veces se prolongaba varios minutos. La niña llegó llorando a mi consultorio. Se habían hecho varios diagnósticos de su padecimiento pero ninguno de los exámenes practicados daba pruebas contundentes de alguna enfermedad; además, su historia clínica nada decía acerca de alguna alteración ósea o de tejidos blandos. Me sentía inclinado a diagnosticar su problema como una neuralgia, pero como este padecimiento difícilmente ataca a los niños, tenía mis dudas al respecto.

De algo podía estar seguro; la niña sufría de intensos dolores y su naturaleza gritaba angustiada; además, esa angustia que Adriene padecía se agravaba ante la presencia del frío. Cuando me enteré de que a su madre y abuela les había sucedido lo mismo, consideré que se podía tratar de un padecimiento hereditario.

La niña se mostraba fatigada casi todo el tiempo y hasta un simple roce sobre su piel le producía dolor. Sus músculos saltaban. No acusaba dolor sobre el trayecto de los nervios principales, pero había ciertos puntos de dolor a intervalos. Recordé a un profesor de la escuela que nos había dicho: "Cuando se presenta un dolor neurálgico, estamos ante la súplica de los nervios que piden sangre saludable". El tratamiento comenzó precisamente así, con sangre saludable. En combinación con una nueva dieta, se le aplicó aguacate sobre las áreas de dolor. Froté su piel con unos 450 mililitros de extracto fluido y la cubrí después con una franela caliente. El dolor desapareció en unos cuantos días. Unas semanas más tarde su piel ya no era hipersensitiva, sus músculos dejaron de saltar y no tuvo recaídas. En la actualidad Adriene es una mujer sana. Formó su propia familia y cuando sus hijos tuvieron el mismo dolor, volvió a aparecer el jugo de aguacate y a desaparecer el dolor.

Sí; todo esto ha sido tachado de heterodoxo y extraño, pero las hierbas de ayer aún siguen siendo un excelente tratamiento hoy en día.

NOTA DEL TRADUCTOR: En beneficio del lector y anticipándome a la confusión que puedan suscitar los nombres de las plantas presentadas en este capítulo, incluyo a continuación el resultado de mi investigación al respecto, presentada en forma de un cuadro analítico con los nombres comunes en castellano, los nombres científicos y los que el autor usa en inglés.

PLANTAS MENCIONADAS EN ESTE CAPÍTULO

Juncia	*Cyperus Articulatus*	Adrue
Agrimonia	*Agrimonia Eupatoria*	Agrimony
Sen americano	*Cassia Augustifolia*	
	Cassia Acutifolia	American Senna
Angélica	*Angelica Archangelica*	Angelica
Álamo	*Populus Tremuloides*	Aspen
Arruruz	*Maranta Tuberosa*	Arrow Root
Bálsamo del Perú	*Myroxylon Pereirae*	Balsum of Peru
Zarzamora	*Rubis Discolor*	Blackberry
Cardosanto	*Episcus Benedictus*	
Cardo blanco	*Argemo Mexicana*	Blessed Thistle
"Cohosh" negro	*Cimicifuga Racemosa*	Black Cohosh
	Conopholis Americana	Squa Root
	Macrotys Actenoides	Black Snake Root
		Bug Bane
"Cohosh" azul	*Caunophylum Thalictroides*	Blue Cohosh
		Bane Berry
		Pappose Root
Sanguinaria	*Sanguinaria Canadensis*	Blood Root
Bayas "Bookoo"	*Diosma Betulina*	Buchu Berries
Buchu	*Barosma Betulina*	Thumb Bookoo
"Frijol de los pantanos"	*Menyantes Trifoliata*	Buckbean
Madreselva perfoliada	*Lonicera Caprifolium*	Bush Honeysuckle
Hiedra venenosa	*Rhus Radicans*	Poison Ivy
		Poison Oak
Laurel de California	*Umbelluria Californica*	California Laurel Bay Tree Oregon Myrtle
Pimienta de Cayena (Chile piquín)	*Capsicum Frutescens*	Capsicum Cayenne Pepper
Eneldo	*Anethum Graveolens*	Dill
Saúco	*Sambucus Canadensis*	Elder (Sweet)
Eucalipto	*Eucalyptus Globulus*	Eucaliptus
Hinojo	*Foeniculum Vulgare*	Fennel
Genciana	*Gentiana Lutea*	Gentian
Jengibre	*Zingiber Officinalis*	Ginger

Remedios Desconocidos / 73

PLANTAS MENCIONADAS EN ESTE CAPÍTULO

Junípero	*Juniperus*	Juniper
Puerro		
Poro	*Allium Porrum*	Leek
Altea		
Malvavisco		
Malva		
Malva de los pantanos	*Althaea Officinalis*	Marshmallow
Olmo	*Ulmus*	Elm
Mostaza	*Brassica Nigra*	Mustard
Cebolla	*Allium Cepa*	Onion
Menta	*Mentha Piperita*	Peppermint
Asclepias	*Asclepias Tuberosa*	Pleurisy Root
		Orange Milkweed
		Butterfly Weed
Gualteria	*Chimaphila Umbellata*	Prince's Pine
		Pipsisewa
		Wintergreen
Calabaza	*Cucurbita Pepo*	Pumpkin
Trébol rojo	*Tryfolium Pratense*	Red Clover
Frambuesa roja	*Rubus Strigosus*	Red Raspberry
Salvia	*Salvia Officinalis*	Sage
Lirio hediondo	*Symplocarpus Foetidus*	Skunk Cabbage
Olmo viscoso	*Ulmus Rubra*	Slippery Elm
		Red Elm
		Moose Elm
Yerbabuena	*Mentha Spicata*	Spearmint
Tomillo	*Thymus Vulgaris*	Thyme
Raíz contraserpiente virginiana	*Eupatorium Virginiana*	Virginia Snakeroot
Guindo		
Cerezo negro	*Prunus Cerasus*	Wild Cherry
Hamamelis	*Hamamelis Virginiana*	Witch Hazel
		Tobacco Wood
Aguacate	*Persea Mexicana*	Alligator Pear

CAPITULO 3

MINERALES MAGICOS LLAMADOS "SALES CELULARES"

UN SORPRENDENTE CAMINO HACIA LA SALUD

NOTA: *Éste es un capítulo largo, lleno de información útil. Toda esta información se presenta en forma esquemática para facilitar su lectura. ¡Lea lentamente! ¡Absorba la información! Note cómo estos conceptos son aplicables a usted mismo.*

Su cuerpo es un conjunto de celdas de energía, un generador de fuerza, por lo tanto, no lo privemos de su fuente de energía.

Cada una de las diminutas células del cuerpo tiene su propia especialidad. Cada órgano y cada parte del cuerpo está formado de estas células, cuya estructura y estado de salud están determinados por las diminutas partículas de minerales y sales bioquímicas que nutren a las células. ¡Ahí es donde radica el secreto mismo de la salud!

En este capítulo veremos lo que ocurre cuando la salud se quebranta, y cómo podrá usted utilizar esos remedios extraños y heterodoxos llamados "sales celulares" para volver a disfrutar de la vida, vivir más y liberarse de molestias y dolores.

¿Qué significa Bioquímico?

Bio significa materia viviente en todas sus formas y manifestaciones, su principio, su desarrollo, su reproducción, su forma y su estructura. En otras palabras, *bio* quiere decir... ¡usted! El término *químico* se refiere a la composición de las sustancias que originan ciertas reacciones cuando los minerales o las sales se absorben en el cuerpo humano... *su* cuerpo. Cada mineral o sal química es intrínsecamente bueno para determinado órgano, tejido o parte del cuerpo. Cada mineral tiene un propósito y desempeña un papel esencial, y sin ellos no tendríamos salud. No podríamos sobrevivir, ya que dependemos por completo de su fuerza. A semejanza de las centrales hidroeléctricas que tienen una enorme capacidad para generar energía, estas sustancias bioquímicas realizan los diminutos milagros de la naturaleza que ocurren en nuestro interior día con día. La energía que este generador produce circula a través del torrente sanguíneo.

La sangre, portadora de la salud

El secreto de la salud radica en los conductores vivos a través de los cuales fluye el torrente sanguíneo. Es la química de la vida que circula ininterrumpidamente por kilómetros de conductos, y esta red de distribución es el transportador maestro que nos hace funcionar. Como una tubería supercargada, transporta nutrientes mágicos y milagrosos, en tanto éstos le sean suministrados al sistema. Estos fabricantes de salud, increíblemente sorprendentes, trabajan día y noche.

La sangre circula por su corazón, arterias, vasos capilares y venas. En forma de plasma, lleva mediante sus células nutrientes y oxígeno de la cabeza a los pies. Transporta constantemente los alimentos necesarios para todo el organismo y recoge los desperdicios para transportarlos a los basureros fisiológicos, o sea, el intestino, el hígado, los pulmones, los riñones y la piel. Recorre todo el trayecto vascular en veinte segundos y no existe ningún otro sistema que se le pueda siquiera comparar en eficiencia.

Flotando en este torrente mágico encontramos a los hacedores de milagros, las sales celulares y su química, que controlan todo lo que ocurre en su organismo. En el plasma, así como en las células de la sangre, hay agua, grasa y minerales tales como el fluoruro de calcio, hierro, cal, magnesio, silicato, sosa y potasa. Todas estas sustancias se conocen con el nombre de SALES CE-LULARES. *Cada una tiene un objetivo particular, una función específica y un propósito determinado para los tejidos especializados que las requieren. El secreto de cómo administrar estos hacedores de milagros estriba en las dosis mínimas... diminutas flotillas de sustancias sin las cuales sería imposible sobrevivir.*

La naturaleza se manifiesta en átomos
Sólo requerimos cantidades mínimas

En opinión del doctor Wilhelm Schussler, padre de la terapia a base de sales celulares, "el empleo de pequeñas dosis en la cura de las enfermedades con el método bioquímico es una necesidad químico-fisiológica". (Schussler, W., *Tratamiento bioquímico de las enfermedades*).

Los minerales o sales celulares están presentes en las células sanguíneas en cantidades infinitesimales. Por ejemplo: en 1000 gramos de células sanguíneas hay únicamente 0.99 gramos de hierro, 0.13 gramos de sulfato de potasio, 2.3 gramos de fosfato de potasio y 3.07 gramos de cloruro de potasio. El plasma, por otra parte, contiene materias inorgánicas (minerales) en proporciones aún menores, a excepción del cloruro de sodio (la sal de mesa que todos conocemos), de la que encontramos generalmente 5.5 gramos cada 1000 gramos de plasma. La leche, de la que se dice es "el alimento perfecto", contiene cantidades pequeñísimas de todas las sales celulares vitales para la salud del cuerpo y un funcionamiento fisiológico normal. Se ha hecho el cálculo de que una célula sanguínea contiene aproximadamente una milmillonésima de gramo de cloruro de potasio. Así que, como puede ver, al referirnos al cuerpo humano hablamos de medicamentos y una sobredosis es un lujo que no podemos permitirnos.

La vitalidad del cuerpo está determinada
por las sustancias que lo nutren

Las sales celulares, en su calidad de medicina a disposición de la naturaleza para constituir o restaurar la salud y la vitalidad del cuerpo, son por lo general el producto final de la digestión de los alimentos luego del proceso del metabolismo. Mediante el metabolismo, el cuerpo absorbe sustancias inorgánicas o minerales que se transforman en toda suerte de materiailes necesarios para este proceso, determinados minerales para formar los tejidos de los riñones, ciertos minerales para los huesos, etcétera.

Si por alguna razón se reducen o se agotan estas insignificantes sustancias prodigiosamente nutritivas, nuestra salud se verá afectada. ¿Qué podría ser un ejemplo de esto? ¿Cuáles serían las consecuencias de una deficiencia de sales celulares?

En el caso de Mary V. las consecuencias de una deficiencia de calcio se manifestaron ostensiblemente. Todo comenzó como un caso de reumatismo. Los síntomas eran somnolencia, agotamiento nervioso, dolores en el cuerpo y espasmos musculares. Cada uno de esos síntomas era una señal indicadora de un problema de salud, fundamentalmente un desequilibrio de calcio. Por una deficiencia de estos insignificantes minerales mágicos, la resistencia física de Mary se vio afectada notablemente. Perdió su energía dinámica, se agotó su vitalidad y se transformó en el candidato perfecto para contraer cualquier enfermedad.

Si esto aún no lo convence, veamos el caso de John R., contador. John tenía una tos profunda, seca. Luego sufrió el embate de la erisipela que transformó su piel en una ardiente masa de dolor y comezón. Padecía de hemorragias nasales y de hemorroides. Tenía las encías y los párpados inflamados, la piel presentaba fístulas y úlceras. Era víctima fácil de los resfriados y tenía una gran propensión a contraer gripe, bronquitis y catarros bronquiales. Todo esto comenzó con una deficiencia de hierro.

En el caso de Mary, cuando se agregó calcio a su dieta, su vida cambió; lo mismo ocurrió en el caso de John cuando incorporó a su dieta fosfato de hierro. Estos diminutos aditivos cambiaron el curso de sus vidas.

Deben ser utilizados también en el caso de los niños que, presentando deficiencia de hierro, empiezan a mojar la cama.

Las sales de hierro disueltas en el cuerpo tienen el poder de transformar la luz del sol en energía para nuestro organismo. Más tarde, esta energía será transportada a todo el cuerpo a través de la hemoglobina presente en cada célula sanguínea. La naturaleza es el mejor de los químicos. Maneja su balanza para graduar las cantidades de estas sales y la utiliza para curar, para desarrollar las antitoxinas internas, precipitinas, aglutininas y bacteriolisinas que el torrente sanguíneo emplea para combatir las infecciones.

Estas sales mágicas, tales como el fosfato de hierro, deben estar estrictamente equilibradas en la hemoglobina de las células sanguíneas para prevenir la anemia. Ellas ponen en funcionamiento el generador de la vida. Según Gilbert: "cuando estos medicamentos penetran en los tejidos se transforman en una fuerza viva"[1].

---

[1] Gilbert, H., *Biotherapy,* British Biochemic Association Publishers, Grantham, 1935, pág. 15.

¿Cómo lograr la salud? ¿Qué hay que hacer?

El poder de la terapia de las sales celulares está en sus propias manos

En circunstancias normales, observando un adecuado control de la alimentación, con una digestión satisfactoria y un metabolismo conveniente, las sales minerales pasan del intestino al torrente sanguíneo. Por medio de este transportador maestro las sales minerales son conducidas a las células especializadas que las requieren para su supervivencia y salud. En tanto se mantenga una nutrición completa no habrá alteraciones físicas o mentales; tampoco infección alguna, el cuerpo permanecerá en calma y se conservará la salud. Así como un granjero agrega nutrientes al terreno para que sus plantas florezcan, debemos alimentar a nuestros propios cuerpos. Si las circunstancias relativas a la salud no son normales, de ellas derivarán, rápidamente, las manifestaciones y los síntomas de una deficiencia nutricional. Lo que me propongo en este capítulo es enseñarle a reconocer estas manifestaciones y estos síntomas para que luego pueda contrarrestarlos por medio de los "insignificantes" minerales mágicos que pueden cambiar el curso de su vida. Al tomar estas sales celulares mágicas, usted se convertirá en el arquitecto de su cuerpo y su propia vida.

Así pues, la salud es un estado de balance celular equilibrado. Un estado físico y mental en el que todas las sales celulares se suministran como estímulos vivos para activar las estructuras que conforman la persona y la personalidad que usted es. Estas sales celulares, en tanto fuerzas vivas, lo ayudarán a restituir ese bienestar inalienablemente suyo.

Por otra parte, la enfermedad ocurre cuando por cualquier razón, las sales minerales no están presentes en la corriente sanguínea. El fenómeno de la enfermedad se desarrolla por alguna deficiencia y la curación se lleva a cabo solamente cuando se recupera el equilibrio celular. En consecuencia, para restituir la salud es necesario conocer las sales celulares que debemos emplear en cada caso. Si usted ha de vencer alguna enfermedad, será necesario que observe las reglas de la salud y las leyes naturales de la bioquímica que operan dentro de su propio organismo; sólo entonces alcanzará el equilibrio de la salud. Sólo así podrá curarse de una enfermedad y se restituirán las funciones corporales que le permitirán vivir por más tiempo, vivir más feliz y conservarse joven.

En circunstancias normales las sales celulares se extraen de los alimentos... a veces

Las autoridades nos dicen: "La dieta normal en los Estados Unidos proporciona al individuo las vitaminas y minerales requeridos". Pero, pese a la irreflexiva opinión profesional de que los norteamericanos "tienen una buena dieta", debemos decir que los americanos están entre los más mal alimentados del mundo porque los alimentos en los Estados Unidos son peligrosamente inferiores y carentes de las vitaminas y los minerales mágicos que necesitamos. Nuestros hábitos de alimentación son todavía peores, ya que nadie puede mantenerse dentro de los límites de lo normal con una dieta de hamburguesas, papas fritas y refrescos de cola. Los vegetales cultivados siguiendo los métodos modernos, excesivamente procesados y conservados con sustancias químicas, han dejado de ser saludables. Los alimentos procesados de los Estados Unidos contribuyen al desarrollo de las enfermedades antes que a satisfacer las angustiosas necesidades de minerales que enfrentamos en la actualidad. Hoy en día, en los Estados Unidos hay más enfermedades que nunca antes en la historia de este país, y los alimentos adulterados son parte de este problema. Debido a que los alimentos en los Estados Unidos son ya algo inadecuado, nuestros cuerpos inmediatamente manifiestan los efectos de estas deficiencias por medio de alguno o algunos de los síntomas que se citarán en este capítulo. Y en la medida que profundice su investigación en las sales celulares y comprenda los pequeños milagros que cada día pueden beneficiarlo, sabrá el porqué de las molestias y dolores que lo aquejan y cuáles son las sales adecuadas para deshacerse de ellos. Como por arte de magia rectificará errores nutricionales, al igual que en los laboratorios. ¿Y por qué no? ¿No es acaso la salud lo que usted y yo perseguimos?

¿Cuáles son los nombres de estas sorprendentes sales celulares tan importantes para la salud?

Nuestro organismo depende de doce sales celulares principales. Sin ellas el jardín de la vida dejaría de florecer. Eliminando una o dos sobrevendrá la enfermedad, eliminémoslas todas y nuestro fin estará cercano. Así que reflexionemos sobre estos diminutos hacedores de milagros. A continuación denominaremos estas sorprendentes sales celulares utilizando los nombres precisos, para así distinguir los elementos vitales para la salud y una vida duradera. Utilicemos esos medicamentos extraños y heterodoxos de ayer en nuestra persecución del bienestar de hoy.

Las doce sorprendentes sales celulares que hacen que su vida valga una fortuna

> NOTA: *Presentamos ambas nomenclaturas, la médica y la común, para que le resulte más fácil ordenarlas en la farmacia o en la tienda de alimentos naturales.*

1. *Kali muriaticum*	(Cloruro de potasio, o de potasa)
2. *Natrium muriaticum*	(Cloruro de sodio, sal común)
3. *Calcarea sulphurica*	(Sulfato de calcio, yeso)
4. *Natrium sulphuricum*	(Sulfato de sodio, sal de Glauber)
5. *Kali sulphuricum*	(Sulfato de potasio, o de potasa)
6. *Calcarea phosphorica*	(Fosfato de calcio, cal)
7. *Ferrum phosphoricum*	(Fosfato de hierro)
8. *Kali phosphoricum*	(Fosfato de potasio, o de potasa)
9. *Natrium phosphoricum*	(Fosfato de sodio)
10. *Magnesium phosphoricum*	(Fosfato de magnesio)
11. *Calcarea fluorica*	(Fluoruro de calcio, fluoruro de cal)
12. *Silicea*	(Sílice)

Clave mágica para el autotratamiento

Fosfatos: para tratar padecimientos del sistema nervioso.
Cloruros: para los músculos.
Sulfatos: para el tratamiento de los huesos. (Vea también *Claves adicionales para el tratamiento,* más abajo).

La clave del tratamiento para la terapia con sales celulares es fácil de aprender

Cada sal celular tiene una aplicación específica para cada parte o función del cuerpo. Para aprender fácilmente cuál es la sal que debe usar en cada caso, presento la siguiente tabla. Una vez que haya aprendido las características de los medicamentos seleccionándolos de acuerdo a sus propios síntomas, podrá iniciar el autotratamiento. Por ejemplo: si hay inflamación en alguna parte del cuerpo (supongamos en la garganta), el medicamento será el *ferrum phosphoricum;* pero si hay dolor, y no inflamación, deberá ser el *natrium phosphoricum.* No hay necesidad de memorizar todo esto; igualmente no hay razón para alarmarse por los términos técnicos. Simplemente consulte la siguiente tabla.

Claves adicionales para el tratamiento

Síntomas generales	*Sales celulares indicadas*
Inflamación	Fosfato de hierro
Dolor y acidez	Sulfato de sodio
Dolor	Fosfato de magnesio
Temperatura baja que agrava el dolor	Fosfato de calcio
Fiebre o dolor después del ejercicio	Fosfato de potasio y Fosfato de sodio
Problemas agravados con el calor y atenuados con el frío. Hay desechos amarillos	Sulfato de potasio
Espasmos musculares, calambres y dolores que mejoran con calor o presión	Fosfato de magnesio, fosfato de calcio y cuarzo
Tos diftérica, problemas dentales y venas varicosas abultadas	Fluoruro de calcio
Todos los problemas biliares	Sulfato de sodio
Secreciones blanco-grisáceas en la lengua	Cloruro de potasio

¿En dónde se consiguen las sales celulares?

Estas sales están a la venta en tiendas de alimentos naturales o en farmacias homeopáticas. En todo caso, le mencionaré ciertos padecimientos que pueden tratarse en casa y la forma en que debe hacerse. En este libro de remedios heterodoxos y extraños encontrará un gran número de respuestas a sus problemas personales, además de recuperar la salud utilizando los remedios que la naturaleza nos ofrece.

Los medicamentos que puede conseguir en las tiendas naturistas o farmacias homeopáticas tienen varias presentaciones, pero la más satisfactoria es la 6X.

Nota importante: Al presentarse la mejoría, suspenda el medicamento.

Cloruro de potasio. (Kali muriaticum). Cloruro de potasa

Su historia: La química de nuestro cuerpo es, en gran medida, algo desconocido para la mayoría de las personas. Al hablarle a Marcela y a John R. del cloruro de potasio, les dije: "El cloruro de potasio es una sal celular que normalmente se encuentra en los nervios, músculos y células sanguíneas. El momento de tomar esta sal es cuando aparece sobre la lengua una secreción blancogrisácea o cuando hay algún padecimiento crónico. Toda persona que padece deficiencia de cloruro puede comprobar que sus síntomas y dolencias *se agravan con el movimiento,* su vientre es afectado fácilmente si ingieren alimentos pesados o grasosos". La familia de Marcela y John se distinguía por esta deficiencia de cloruro de potasio, y lo más sorprendente era que a cada uno lo afectaba de manera diferente.

Cuadro para determinar si sus síntomas requieren un tratamiento con cloruro de potasio

Parte del cuerpo	Síntomas
Cabeza	A John R. su deficiencia de cloruro de potasio le provocaba caspa y erupciones en el cuero cabelludo. Tenía jaquecas con náuseas y catarro constipado y su piel presentaba un color azafranado o ictérico. Tenía un padecimiento crónico de flujo

Cloruro de potasio

Parte del cuerpo	Síntomas
	blanco en los oídos; además le dolían y escuchaba ruidos extraños. Tenía la boca escaldada y la lengua blanca y viscosa. Al toser arrojaba una materia blanca. Había hinchazón, inflamación y fiebre cuando padecía de infección en la garganta.
Garganta	En el caso de Kelly R., niño de ocho años, los síntomas eran parecidos a los de su papá: su garganta era un almacén de bacterias. Padecía de faringitis y amigdalitis crónica y sordera parcial. La infección en la garganta le provocó pérdida temporal de la voz.
Sistema gástrico	Después de la ingestión de alimentos pesados, la deficiencia de cloruro de potasio en Marcela R. se manifestó como una mucosidad blanca en la garganta. Su hígado se volvió inactivo. Tenía diarrea después de comer. Padecía estreñimiento crónico, dolor de abdomen, disentería y molestias abdominales generales.
Pelvis y órganos sexuales	Kathy R., de quince años, reaccionaba de manera diferente. Su deficiencia de cloruro de potasio se manifestaba en la inflamación de la vejiga y arenillas en la orina. Tenía flujo blanco (leucorrea) y lo que parecía ser una úlcera uterina y sus pechos estaban inflamados. Presentaba supresión del periodo menstrual, el cual generalmente se retrasaba.
Sistema respiratorio	La deficiencia de cloruro de potasio se hizo evidente en Jackson R., de once años, en forma de difteria y pleuresía. Como resultado de esta deficiencia era asmático.
Espalda	Millie, de dieciséis años, sufría un dolor en la espalda cuando estaba acostada, que se intensificaba con el movimiento. Esto constituía todos sus padecimientos.

Cloruro de potasio

Parte del cuerpo	Síntomas
Extremidades	Tommy, de diecisiete años, padecía dolores en las articulaciones de los dedos gordos de los pies, pero no era gota, sino inflamación. Sufría de dolores reumáticos siempre que estaba en movimiento y padecía de espasmos musculares.
Piel	En el caso de John R. hijo, la deficiencia de cloruro de potasio se hizo notar en la piel. Padecía acné, "fuegos" y espinilllas. Tenía la piel seca y escamosa.

El punto que pretendo destacar es que la deficiencia mencionada afectaba a toda la familia y sin embargo cada uno de ellos tenía diferentes padecimientos. No toda la gente reacciona de igual manera ante una deficiencia de cloruro de potasio. Más aún, no todas las personas presentan los mismos síntomas habiendo la misma deficiencia de cualquier otra sal celular en el organismo.

Otros padecimientos contra los cuales es útil el cloruro de potasio

Difteria	Bronquitis
Disentería	Bronconeumonía
Neumonía	Reumatismo
Epilepsia	Asma
Eccema	Pleuresía

Tomar dos pastillas 6X cada dos horas hasta que los síntomas desaparezcan.

Cloruro de sodio. (Natrium muriaticum). Sal común

Según expliqué a Madeline De L., quien había llevado una dieta sin sal durante más de un año, el cloruro de sodio, por más común que nos parezca, es vital para la salud. Presente en todos los tejidos del organismo, regula la mayoría de las actividades corporales y es importante para sus funciones, pues controla el paso de los minerales a través de las paredes celulares. Regula la cantidad de humedad en los tejidos, y es cuando nos privamos de esta fuerza controladora que sufrimos de hinchazón o deshidratación. Claro que la eliminación de la sal en su dieta ayudaba a Madeline a perder peso, pero también le originó una serie de complicaciones. El cloruro de sodio ejerce su influencia en todos los sistemas y aparatos corporales. Afecta de manera especial a la sangre, el hígado, el bazo y las membranas mucosas del tubo digestivo. Regulando el equilibrio de la sal aliviaremos toda clase de dolores: de dientes, mejillas, mandíbula y hasta dolores de estómago. Si ha habido vómito, debemos restituir la sal. Habiéndose presentado una diarrea muy fuerte debemos restablecer el equilibrio del agua, y también en este caso la sal es de vital importancia.

Por otra parte, cuando ingerimos demasiada sal con las comidas, nos provoca una marcada influencia en el tracto intestinal. Las diminutas vellosidades intestinales no podrán absorber los líquidos presentes en el intestino y el proceso se revierte. En lugar de absorber los fluidos, éstos se derraman en el intestino, lo que da como resultado un excremento líquido, o sea la diarrea. Hasta las paredes estomacales exudan este líquido amargo, el cual está frecuentemente presente en el vómito en forma de pirosis acuosa.

Como en el caso del cloruro de potasio, la pérdida del cloruro de sodio no afecta de la misma manera a todas las personas.

Cuadro para determinar si sus síntomas requieren un tratamiento con cloruro de sodio

Parte del cuerpo	Síntomas
Cabeza	Nelson A. tenía una deficiencia de cloruro de sodio causa de una depresión mental. Su cerebro estaba cansado, tenía jaquecas con náuseas, que empeoraban por las mañanas. Tenía los párpados inflamados y comezón sobre la línea de nacimiento del cabello, en la base del cráneo. Su agudeza visual estaba afectada. Había perdido el sentido del olfato y del gusto y tenía "fuegos" en los labios. Los músculos de su cuello se sentían débiles, su piel estaba lívida y tenía catarro. Se quejaba de mareos.

Cloruro de sodio

Parte del cuerpo	Síntomas
Sistema gástrico	Por otra parte, Tom. R. padecía una sed incontrolable como parte de sus síntomas generales cuando se privaba de la sal. Tenía sensación de hambre y vomitaba agua amarga. Tenía mal aliento y padecía una sensación de acidez en el pecho. Padecía también de ardor en el ano después de defecar y el estreñimiento era un problema constante para él, al igual que las hemorroides y las fístulas en el ano.
Aparato urinario Órganos sexuales	El caso de Joyce B. era muy diferente. Su deficiencia de cloruro de sodio se manifestaba en un problema de la vejiga. Tenía emisiones involuntarias de orina, problema frecuente y sumamente vergonzoso; en ocasiones se presentaba durante la noche. Le ardía la vagina después de orinar; y esa parte de su cuerpo sufrió también un prolapso (caída). Padecía, asimismo, de un flujo blanco y cáustico. Tenía muchas dificultades con su menstruación, y todo esto le originó depresión mental.
Espalda	La reacción de Richard R. a la falta de sal era sensación de escalofríos. Le dolía la espalda, inclusive cuando se acostaba en una superficie suave. Tenía dolores en las caderas cuando se tendía sobre un costado. Su dolor de espalda era prácticamente constante.
Extremidades	La mayoría de las personas que padecen deficiencia de sal tienen las piernas débiles. Sus articulaciones crujen y truenan.

*Otros padecimientos contra los cuales es útil
el cloruro de sodio*

Anemia	Parotiditis
Rinitis	Catarro crónico
Fiebres intermitentes	

Tomar dos pastillas 6X dos veces diariamente, hasta que los síntomas desaparezcan.

Sulfato de calcio. (Calcarea sulphurica). Yeso

Esta sal celular normalmente se encuentra en los tejidos conectivos del cuerpo y en la bilis. Privemos a los tejidos conectivos y a la piel del sulfato de calcio y se presentarán de inmediato ciertos padecimientos característicos. Cuando un proceso de infección está en la etapa de formación de supuración es entonces que el sulfato de calcio resulta de mayor utilidad para efectuar la cura. El momento de tomar esta sal celular es cuando cede una erupción cutánea. El sulfato de calcio desempeña otra función en el organismo, pues contribuye a expulsar los corpúsculos sanguíneos deteriorados. Resulta también de utilidad cuando alguna parte del cuerpo ha tenido emisiones de desechos durante algún tiempo sin dar muestras de mejoría. Este insignificante mineral es una de las sales celulares que no están presentes en el sistema bioquímico del cuerpo. Cuando penetra en nuestro organismo permanece únicamente el tiempo necesario para hacerse cargo de algún problema existente. Así ocurrió con la familia Johnson.

Cuadro para determinar si sus síntomas requieren un tratamiento con sulfato de calcio

Parte del cuerpo	Síntomas
Cabeza	Por falta de sulfato de calcio, aparecen en la cabeza de los niños llagas purulentas y costras. Muchas veces es la causa del acné de los adolescentes y también provoca en el cuero cabelludo la sensación de quemadura con agua hirviendo.

Sulfato de calcio

Parte del cuerpo	Síntomas
	Los bordes de las fosas nasales duelen al tocarlos y hay un desecho espeso a consecuencia de un catarro. Puede desarrollarse un absceso con desecho amarillo en la córnea. Las encías sangran con facilidad y pueden presentar furúnculos. Hay dolor de garganta y las glándulas del cuello pueden ulcerarse. Algunas veces hay un flujo de pus mezclada con sangre en los oídos. Tal vez haya dolor de cabeza intensificado en la frente que puede estar acompañado de náuseas.
Aparato respiratorio	Se presentan bronquitis y catarros con flemas espesas y grumosas. Las personas cuya deficiencia de sulfato de calcio es muy grande padecen fiebres altas a menudo. Estas personas presentan una tos corta y profunda y más raramente, aunque no me consta, al toser aparecen erupciones sobre la piel.
Espalda	Puede haber dolor en toda la espalda, pero por lo regular es más intenso en su parte inferior. Pueden aparecer, también en la espalda, erupciones herpéticas (ampollas dolorosas), a lo largo de las costillas o entre ellas.
Extremidades	Puede haber comezón y posiblemente ardor en las plantas de los pies; también herpes, furúnculos, fístulas malignas y abscesos. Estas personas son muy susceptibles a padecer de congelación. Desarrollan úlceras en las piernas. Todas las llagas y heridas que presentan supuran y son difíciles de sanar. Es posible que padezcan de infecciones alrededor de las uñas de los pies.
Sistema gástrico	El excremento suele ser verde.
Pelvis	Menstruación prolongada.

*Otros padecimientos contra los cuales es útil
el sulfato de calcio*

Padecimientos de los riñones
Neuralgias en personas de edad o débiles
Resfriados

Tomar dos pastillas 6X cada hora durante una semana.

Sulfato de sodio. (Natrium sulphuricum). Sal de Glauber

Esta sal está presente únicamente en los fluidos intercelulares, pero nunca en las células que constituyen los tejidos. Su misión es la de regular la pérdida de agua. Cumple una función muy importante en lo que hace al control biliar, los padecimientos hepáticos e hidropesía. La deficiencia de esta sal celular se manifiesta por una pátina de color verde parduzco que aparece sobre la lengua. Es el antídoto para quienes tienen problemas con el ácido úrico y es igualmente valioso para aquellos que viven en lugares húmedos y padecen de dolores en los músculos y articulaciones. Foundulac de L. vivía en la región pantanosa de Luisiana. Cuando lo conocí en Miami, durante una convención de médicos, se quejaba de sufrir muchos dolores pero no quería abandonar su tierra natal. Le recomendé el sulfato de sodio como antídoto para sus males y en la siguiente ocasión que lo vi, me dijo que sus dolores habían desaparecido.

Hay algunos aspectos interesantes del sulfato de sodio que usted debería conocer. *No* actúa en el cuerpo de la misma manera que el cloruro de sodio, sino que atrae el agua únicamente después de que los tejidos la han desechado. El cloruro de sodio (sal común) atrae el agua que las células del cuerpo han de utilizar. El sulfato de sodio extrae el agua de los glóbulos blancos (leucocitos) y los destruye; en consecuencia puede ser de utilidad en el tratamiento de la leucemia. El sulfato de sodio estimula los conductos nerviosos y biliares, la vesícula, el hígado, el páncreas y los intestinos ayudándolos en su tarea de secreción y excreción.

Cualquier alteración del equilibrio del sulfato de sodio en el organismo puede manifestarse en forma de escalofríos, fiebre, vómitos, biliosidad, diarrea, edema y herpes. Examinemos ahora los síntomas de la deficiencia del sulfato de sodio.

Cuadro para determinar si sus síntomas requieren un tratamiento con sulfato de sodio

Parte del cuerpo	Síntomas
Cabeza	Una diarrea biliosa puede causar dolores de cabeza con náuseas. En la mayoría de los casos, el dolor de cabeza se concentra en la base del cráneo, acompañado de náuseas y vómitos. El blanco del ojo se torna de un amarillo descolorido (bilioso). La piel se vuelve lívida e ictérica. La boca, de un constante sabor amargo, se llena de una mucosidad catarral espesa.
Pulmones	Asma que se agrava en climas húmedos, dificultad para respirar, tos con expectoración viscosa, catarro bronquial, expectoración purulenta (verdosa), bronquitis y dolor en el pecho.
Sistema gástrico	Vómitos con presencia de bilis, cólicos por gases, excremento oscuro, diarrea, biliosidad que empeora en la mañana, sobre todo en climas húmedos. El excremento tiene el color del barro y hay un doloroso malestar en el hígado.
Aparato urinario	Arenillas en la orina.
Piel	Aparecen abscesos y fístulas. Color ictérico.
Espalda	Músculos del cuello estirados. Dolor en toda la columna vertebral.
Extremidades	Puede haber hinchazón en las extremidades, complicada con un dolor ciático y gota en las articulaciones. Las extremidades sufren tirones y sacudidas durante el sueño y frecuentemente hay dolor bajo las uñas de las manos y los pies.

Otros padecimientos contra los cuales es útil el sulfato de sodio

Gota	Colecistitis
Hidropesía	Leucemia
Diabetes	Fiebres intermitentes
Ciática	por cualquier causa

Tomar dos pastillas 6X cada dos horas durante una semana; después, sólo si reaparecen los síntomas.

Sulfato de potasio (Kali sulphuricum) o de potasa

El sulfato de potasio se encuentra en todas las células del cuerpo en las que existe hierro, ya que en unión con éste contribuye a transferir el oxígeno de los pulmones a los glóbulos rojos. Quienes padecen una deficiencia de sulfato de potasio siempre tienen frío. Además sufren vértigos (mareos) y dolores de dientes, muelas, cabeza y extremidades. Dado que el sulfato de potasio ayuda al proceso de curación a través de los glóbulos rojos, es sumamente útil contra padecimientos de la piel. Desprende o arranca los segmentos exteriores de la piel dañada por la fiebre escarlata, la escarlatina, el sarampión, etcétera. Realiza la misma función en los conductos bronquiales.

La piel y las membranas mucosas reciben, en gran medida, la influencia del sulfato de potasio. Debemos tomar esta sal celular en las últimas etapas de una inflamación si queremos obtener los máximos resultados al tratar los síntomas. Una característica de las personas que necesitan de este "insignificante" mineral es que sus padecimientos empeoran por la tarde y se agravan en climas cálidos o cuando se les somete a la acción del calor. Mejoran con el frío o al aire libre. Otro factor que habrá de recordar es que estas personas por lo regular presentan excreciones de mucosidad amarillenta en los órganos o partes del cuerpo afectados por la deficiencia.

La carencia de esta sal celular origina en una persona los padecimientos mencionados en el párrafo siguiente.

Cuadro para determinar si sus síntomas requieren un tratamiento con sulfato de potasio

Parte del cuerpo	Síntomas
Cabeza	Los dolores de cabeza y el mareo son algunas de las manifestaciones de la deficiencia de sulfato de potasio. El calor empeora el problema, en especial hacia la noche. Las personas con este problema pierden el sentido del olfato, su nariz está obstruida y la secreción que arroja es por lo regular de color amarillo. En el cuero cabelludo hay caspa y erupciones de olor desagradable. Hay una sed ardiente y una pátina amarilla sobre la lengua. A los individuos afectados les desagradan los alimentos o las bebidas calientes.
Pecho	El catarro y el asma bronquial son padecimientos frecuentes en esta deficiencia. Las personas afectadas sienten ahogarse en los climas cálidos. La tos, agravada por las noches, viene acompañada de sonidos de desgarramiento de las mucosas.
Abdomen	Sensación de presión en el abdomen. Diarrea amarilla y viscosa alternada con estreñimiento.
Órganos sexuales	En las mujeres, descargas amarillas en la uretra y vagina.
Extremidades	Dolores reumáticos en la parte baja de la espalda y en las piernas. Dolor que cambia de lugar.
Piel	Brotes de erupciones con comezón y escamas en la piel. Una persona con carencias de sulfato de potasio es altamente susceptible a la hiedra venenosa y a otras plantas similares. Fácilmente puede enfermarse de las uñas. Estas personas presentan eczemas o erisipela.

Tomar dos pastillas 6X cada dos horas hasta que los síntomas desaparezcan.

Fosfato de calcio. (Calcarea phosphorica). **Cal**

El fosfato de calcio se encuentra por lo regular en todos los tejidos del cuerpo. Recibe el nombre de "El gran restaurador de los tejidos". En su papel de medicamento para la nutrición y el adecuado crecimiento del cuerpo, suministra los elementos con los que habrán de construirse las nuevas células. Repara y regenera los huesos. Como respuesta al crecimiento imperfecto y a la descomposición, el fosfato de calcio acelera la curación de las fracturas y el desarrollo de una buena dentadura. Afecta a los tejidos blandos (los que forman las bolsas mucosas) que en su ausencia se inflaman y duelen. En ellas se almacena un exceso de líquido. Tal es el caso de una tumefacción de la rodilla conocida como bursitis prerrotuliana, que se soluciona con el simple hecho de tomar fosfato de calcio por vía oral; de este modo, el fluido presente en las bursas es absorbido y habremos restituido el equilibrio celular.

Cuando el fosfato de calcio no está presente en el torrente sanguíneo y las sales celulares no pueden llegar a su destino, puede iniciarse una enfermedad, la anemia. Si esta sal de cal no está presente en el trabajo fisiológico para el que fue predestinada, los músculos del cuerpo comienzan a sufrir espasmos. Esto fue lo que le ocurrió a Casey J., bailarina de "go-go". Todo comenzó cuando empezó a sentir dolores y comezón en su curvilíneo cuerpo, sentía la piel adormecida y fría y presentaba secreciones que formaban costras, y cualquier jovencita que tenga deficiencia de fosfato de calcio generalmente tiene una piel como de cera. Estas jóvenes por lo regular sufren depresiones y padecen dolores de cabeza localizados en el área frontal. Es posible que tengan flujos vaginales de color blanco y se vean afectadas por menstruaciones dolorosas.

La ausencia del fosfato de calcio en el cuerpo conduce a otra clase de problemas. Al faltar esta sal celular los individuos se vuelven dispépticos y tienen padecimientos digestivos; en estos casos, el fosfato de calcio es una excelente solución al problema de los gases. Todo aquel que presenta deficiencias de fosfato de calcio por lo general suda copiosamente alrededor del cuello y en la cabeza. Su orina es escasa y sus dientes muy susceptibles de sufrir caries. Sufren dolores reumáticos tan pronto entra la temporada de lluvias. Receté a Casey fosfato de calcio y en una semana todas sus molestias y dolores habían desaparecido.

Cuadro para determinar si sus síntomas requieren un tratamiento con fosfato de calcio

Parte del cuerpo	Síntomas
Cabeza	Al haber deficiencia de fosfato de calcio, la cabeza se siente fría, la memoria falla y hay vértigos (mareos). Las personas con este padecimiento son irritables, displicentes y malhumoradas. No sólo padecen comezón sino también dolor al tacto en el cuero cabelludo. Hay dolor alrededor de las orejas y dolores de cabeza. Los niños pequeños con esta deficiencia se caracterizan porque sus fontanelas (el tejido blando en la parte alta de la cabeza) no cierran.
Cara	La piel tiene apariencia de cera y color amarillento, de condición grasosa y cubierta de espinillas y otras imperfecciones. En ocasiones hay dolor en el rostro.
Ojos y oídos	Contracciones nerviosas en los párpados, ojos enrojecidos, orejas frías. Durante la pubertad, los jóvenes con deficiencia de fosfato de calcio tienen dificultades para ver con claridad.
Boca y garganta	En los niños que tienen esta deficiencia la dentición es lenta y dolorosa. Hay dolor de garganta e hinchazón de las glándulas y constantemente tienen tos con flemas.
Intestinos	En esta deficiencia puede haber un dolor rectal que generalmente se debe a una fístula o al excremento líquido que quema los tejidos blandos del esfínter. Hay expulsión sonora de gases de olor desagradable.
Estómago	Agruras y gases, dolor al comer y un irresistible deseo de ingerir sal. Los niños con deficiencia de fosfato de calcio constantemente demandan que se les alimente.

Fosfato de calcio

Parte del cuerpo	Síntomas
Vejiga	Los niños frecuentemente mojan la cama. Incontinencia en los adultos.
Órganos sexuales	Las mujeres aquejadas por esta deficiencia comúnmente presentan desviación del útero, menstruaciones intensas y leucorrea (flujo vaginal blanco).
Pulmones	Tos constante y dolor en el pecho.
Extremidades	Cuando falta el fosfato de calcio en la dieta los miembros se sienten fríos y en ocasiones entumecidos. Pueden doler y los cambios climáticos (frío, humedad) lo agravan en un dolor de tipo reumático. Puede haber bursitis prerrotuliana con inflamación de las articulaciones y contracciones nerviosas. En los jóvenes puede haber "piernas en O" y flaccidez muscular.
Espalda	Lumbago.

Otros padecimientos contra los cuales es útil el fosfato de calcio

Anemia
Raquitismo
Enfermedades de los huesos
Acidez estomacal
Dolor de riñones
Dolor y entumecimiento

Clorosis
Proceso de envejecimiento
Sudores nocturnos
Dolores de hombros
Padecimientos pulmonares

Tomar dos pastillas 6X cada dos horas hasta aliviar el dolor.

Fosfato de hierro. (Ferrum phosphoricum)

El hierro se concentra en las células sanguíneas. Su tarea, como la del azufre, es la de absorber el oxígeno y transportarlo a todas las partes del cuerpo. Como resultado de ello, todos los tejidos humanos contienen hierro. En consecuencia, cualquier circunstancia que altere el equilibrio del hierro en nuestro organismo conduce inevitablemente a la congestión y a las hemorragias. En el caso de Jimmy D., esta deficiencia le provocó atonía muscular y alteraciones en la circulación en todas las partes del cuerpo. Cuando las células musculares de Jimmy se vieron privadas de hierro, se volvieron flojas y débiles. Como resultado de ello, aun las paredes musculares de sus vasos sanguíneos sufrieron un colapso. Comenzó a padecer de venas varicosas y hemorroides y en una de las arterias del pecho se le desarrolló una pared débil que más tarde se fue expandiendo. Debido a que estas protuberancias contienen cantidades anormales de sangre, la circulación se hace más lenta y el corazón tiene que forzarse para realizar su función. En consecuencia, cuando falta el hierro en la dieta, puede iniciarse una inflamación en cualquier órgano o parte del cuerpo. Puede hasta presentarse en las vellosidades intestinales, que al carecer de fosfato de hierro no pueden realizar su función de absorber los líquidos, el proceso se revierte y hay una expulsión de los mismos, lo que da por resultado un excremento acuoso o diarrea. Así es precisamente como comienza una enfermedad; el intestino grueso puede perder su capacidad de trabajo debido a la deficiencia de hierro, lo que origina la constipación. Esto fue lo que ocurrió con Jimmy D., y el antídoto que empleó contra la inflamación, las hemorragias, los hematomas y las torceduras fue *ferrum phosphoricum* (sales celulares de hierro). Estas sales de hierro aceleraron su curación, y este milagro de la recuperación comienza con el hierro presente en los glóbulos rojos.

Cuadro para determinar si sus síntomas requieren un tratamiento con fosfato de hierro

Parte del cuerpo	Síntomas
Cabeza	Cuando hay deficiencia de hierro, los dolores de cabeza, palpitantes y acompañados de náuseas, son muy frecuentes. También hay dolor en el cuero

Fosfato de hierro

Parte del cuerpo	Síntomas
	cabelludo al tocarlo y es posible que se oigan ruidos extraños. En ocasiones hay sordera y congestión e inflamación en los ojos. La cara está enrojecida, caliente, adolorida; las mejillas se sienten adoloridas y afiebradas. La nariz sangra con facilidad. En los niños esta deficiencia ocasiona problemas con la dentición (por lo que lloran constantemente), temperaturas altas y calor en las encías. También hay sed y la garganta, seca e inflamada, puede presentar una membrana gruesa que la cruza.
Intestinos	Hay dolor gástrico y vómito que puede estar acompañado de sangre. La comida atraviesa los intestinos sin haberse digerido y puede haber complicaciones de diarrea o hemorroides.
Aparato urinario Órganos sexuales	Una de las complicaciones de esta deficiencia en los niños son las emisiones nocturnas de orina; en personas mayores el síntoma es orinar frecuentemente. Hay también menstruación anticipada y abundante, así como dolores en la pelvis.
Aparato respiratorio	Tos con dolor en el pecho que puede estar acompañada de fiebre. Al toser, la orina se expulsa involuntariamente. Expectoración de flemas sanguinolentas. Hay ronquera, pérdida de la voz, palpitaciones cardiacas, resfriados, influenza y tos ferina como complicaciones.
Espalda	Al haber esta deficiencia, uno de los problemas de la espalda es el lumbago. Puede haber dolores de tipo reumático que mejoran con la aplicación de calor pero que empeoran cuando el cuerpo se mueve. Hay dolor en las articulaciones de las vértebras y rigidez en el cuello.

Las adolescentes presentan en ocasiones una forma de anemia que recibe el nombre de clorosis. Este padecimiento, denominado "anemia de los jóvenes", se debe generalmente a los hábitos alimenticios inadecuados durante la pubertad, periodo de una enorme necesidad de sales de hierro. Fue lo que ocurrió en el caso de Rhoda R. Una dieta a base de hamburguesas, papas fritas y coca cola hizo de ella un cúmulo de enfermedades. Se sentía cansada, adolorida y respiraba con dificultad. Tenía los tobillos inflamados y padecía dolores de cabeza. En ocasiones tenía diarrea y vómitos; tenía la lengua roja, ulcerada y seca. Era una chica enferma, y a los pocos días de haber iniciado su tratamiento de sales celulares mostró síntomas de mejoría. En cuestión de semanas recuperó su naturaleza jovial y resistente. Las sales celulares de hierro, centrales de energía presentes en cada glóbulo rojo, le devolvieron la salud.

Otros padecimientos contra los cuales es útil el fosfato de hierro

Languidez y apatía en los niños
Resfriados
Inflamación de ojos, oídos, nariz y piel
Heridas y úlceras
Bronquitis
Erisipela (con fiebre)
Lumbago
Anemia
Neumonía
Amigdalitis

Tomar dos pastillas 6X cada dos horas hasta que los síntomas se eliminen.

Fosfato de potasio. (Kali phosphoricum) **o de potasa**

He podido presenciar cómo esta sal celular realiza lo que podría calificarse de pequeños milagros en algunas áreas muy delicadas. Hombres que agobiados por las tensiones emocionales lloraban como niños, recuperaron su condición normal al mismo tiempo que su autorrespeto; su sistema nervioso se estabilizó bajo la influencia celular del fosfato de potasio. El *Kali phosphoricum* es el medicamento indicado para las células cerebrales, las neuronas y el torrente sanguíneo. En tanto que es una sal celular, es parte constituyente de todos los tejidos y fluidos del cuerpo.

Neutraliza la tensión nerviosa y la neurastenia; además actúa como antiséptico y detiene la descomposición. Cuando falta en la sangre y en los tejidos del cuerpo, hay postración, depresión, fatiga cerebral y pérdida del entusiasmo. Aun la misma sangre se deteriora, y esto aumenta las posibilidades de que haya hemorragias, diarrea maloliente, mareos, postración nerviosa y otras complicaciones que podremos ver en el cuadro de síntomas.

Cuando hay deficiencia de esta sal celular, los padecimientos de una persona se agravan con el ruido, las corrientes de aire y los aparatos de aire acondicionado.

El fosfato de potasio se encuentra en abundancia en los nervios, corpúsculos sanguíneos, músculos y células cerebrales; está presente también en el plasma y la linfa. Cuando cualquier circunstancia altera el equilibrio del sistema de las sales celulares, el cuerpo se ve afectado inmediatamente. Por ejemplo, cuando hay una pérdida de potasio los nervios sensoriales pueden llegar a paralizarse. Si los nervios motores se ven afectados por alguna deficiencia, los músculos se vuelven débiles y puede degenerar en parálisis. Cuando el cerebro se ve privado del fosfato de potasio, el individuo se vuelve inquieto, receloso y olvidadizo; dará muestras de pesimismo y llorará por cualquier causa. Estará deprimido.

Ahora detengámonos un momento y pensemos en las personas que conocemos y que manifiestan estos mismos síntomas. Reflexionemos en los sofisticados tratamientos a los que se han sometido cuando quizá lo único que necesitaban era invertir unos cuantos centavos en las sales celulares adecuadas, sorprendentes y minúsculos hacedores de milagros, para haber recuperado su salud.

Como su médico podrá decirle, el fosfato de potasio es un buen tratamiento no sólo para la depresión, ya que también es excelente para espasmos musculares, calambres, escorbuto. fístulas malignas y úlceras estomacales. ¿Le parece imposible? Intente realizar algunos pequeños milagros en su propio organismo y llegará a ser creyente, como ahora lo soy yo.

Cuadro para determinar si sus síntomas requieren un tratamiento con fosfato de potasio

Parte del cuerpo	Síntomas
Cabeza	Durante una deficiencia de esta sal celular puede haber postración nerviosa o "colapso nervioso";

Fosfato de potasio

Parte del cuerpo	Síntomas
	delirio, insomnio, depresión y falta de memoria. La persona puede estar irritable, inquieta e incapaz de controlarse. Constantemente tiene dolores de cabeza, se siente amodorrada, recelosa y constantemente preocupada. Es aprensiva, torpe y nerviosa; le falta energía y se siente débil.
Cara	Puede haber frecuentes hemorragias nasales y parálisis en los músculos faciales y las cuerdas vocales. La piel es grasosa y con olor desagradable; en el rostro pueden formarse pústulas sin razón aparente.
Boca	La lengua se seca, adquiere una pátina color café oscuro y a los lados aparecen áreas enrojecidas y dolorosas. Tal vez sangren las encías. Hay una gran cantidad de flemas malolientes y el aliento es horriblemente ofensivo. En la boca puede haber úlceras o llagas y tal vez haya ronquera.
Oídos	Excreciones fétidas.
Estómago e intestinos	Las personas con deficiencia de fosfato de potasio pueden sufrir un constante dolor en la boca del estómago y, por lo general, gases, diarrea y dolor en el recto. Sus excrementos son de color café oscuro y muy fétidos. En ocasiones hay tendencia a sufrir prolapso del intestino. Tienen punzadas de hambre continuamente y se encuentran siempre en un estado de completa incomodidad.
Pecho	Este padecimiento parece estar acompañado de asma y fiebre. Al paciente le falta el aire y se queja de sentir una fuerte presión sobre el pecho
Extremidades	He podido comprobar que cuando esta deficiencia ha dado origen a una depresión mental, hay un problema recurrente de dolores en las extremidades. Hay ardor y en ocasiones adormecimiento de

Fosfato de potasio

Parte del cuerpo	Síntomas
Aparato urinario Órganos sexuales	los pies. Es frecuente una sensación de debilidad en las piernas y un dolor ciático que baja de la cintura hasta los tobillos. Todas estas complicaciones se agravan con el clima frío y húmedo. Cuando hay deficiencia de fosfato de potasio pueden doler las piernas durante el periodo menstrual. Las emisiones nocturnas de orina en los niños, o la incontinencia en los adultos, es una de las consecuencias del desequilibrio del fosfato de potasio. En las mujeres puede haber menstruaciones profusas o prematuras. Pueden padecer dolores en los ovarios y en la parte baja de la espalda. Tal vez padezcan una leucorrea (flujo amarillo-blancuzco) ardiente y quemante. Durante el periodo menstrual las mujeres con esta deficiencia padecen de somnolencia y lentitud mental.

Connie Mc L. tenía veinte años. Hacía dos años que no tenía una menstruación y no porque estuviera embarazada. Se quejaba de sentirse constantemente mareada, de sufrir dolores de cabeza, malhumor e incontrolables alteraciones de carácter. Tenía molestias en los ojos pero su oftalmólogo le dijo que no tenía ningún padecimiento de la vista y en opinión de su siquiatra no se estaba volviendo loca. Luego de tomar fosfato de potasio durante una semana, Connie manifestó un cambio radical en su personalidad. Volvió a ser una persona feliz, alegre y organizada. Recuperó el vigor y sus dolores de cabeza desaparecieron. Todo gracias al fosfato de potasio.

Otros padecimientos contra los cuales es útil el fosfato de potasio

Epilepsia	Problemas de la menstruación
Irregularidades del pulso	Enfermedad de Bright
Diabetes	Espasmos musculares
Calambres	Escorbuto
Antrax	Úlceras estomacales

Tomar dos pastillas 6X dos veces al día. diariamente.

Fosfato de sodio. (Natrium phosphoricum)

A semejanza de otras sales celulares, ésta se encuentra en todas las células y en el espacio que hay entre ellas. Su presencia neutraliza la formación de ácido láctico de desecho y regula la digestión. El fosfato de sodio es el tratamiento a elegir siempre que hay un exceso de acidez gástrica. Como agente neutralizante contribuye a llevar a cabo la función normal de todos los órganos abdominales, así como la de los pulmones. Alivia la acidez estomacal y detiene la diarrea de olor agrio y el cólico.

Lo más importante acerca del fosfato de sodio es que es el mejor antídoto contra la acidez y las agruras.

Esta sal es la que normalmente disuelve el ácido úrico que se encuentra alrededor de las articulaciones y cura la artritis aguda. Ya que el fosfato de sodio sirve para saponificar (transformar en líquidos digeribles) los alimentos grasos, es excelente para el tratamiento de la dispepsia.

Cuadro para determinar si sus síntomas requieren un tratamiento con fosfato de sodio

Parte del cuerpo	Síntomas
Cabeza	Habiendo deficiencia de fosfato de sodio, los dolores de cabeza acompañados de náuseas pueden estar seguidos de vómito. Los ojos presentan una secreción cremosa de color amarillo. Puede haber un flujo nasal amarillento y también una pátina del mismo color sobre la lengua. Uno de los aspectos más sorprendentes acerca de esta deficiencia es que algunas personas rechinan los dientes.
Aparato digestivo	Erupciones ácidas, náuseas, vómitos, flatulencia, cólicos, acidez estomacal y diarrea, así como dolor, llagas y comezón en el ano, son los síntomas que pueden presentarse. El excremento tiene un olor agrio. Hay dolor abdominal después de comer alimentos grasos. Puede haber fiebre intermitente acompañada de vómito.
Aparato respiratorio	Dolor en el pecho sin causa aparente.

Fosfato de sodio

Parte del cuerpo	Síntomas
Espalda	Sensación de debilidad.
Extremidades	La persona que padece esta deficiencia tal vez experimente que sus piernas flaquean cuando camina. Hay dolor en las rodillas, tobillos y muñecas. También dolores reumáticos en las articulaciones.
Piel	En la piel de estas personas hay comezón, urticaria y erupciones. Su piel es agrietada y se caracteriza por un sudor de olor agrio.
Órganos sexuales	Emisiones frecuentes pero pérdida del apetito sexual en el hombre.

Otros padecimientos contra los cuales es útil el fosfato de sodio

Gota	Reumatismo
Catarros	Espermatorrea
Dispepsia	Cólicos en los niños

Tomar dos pastillas 6X cada dos horas hasta aliviarse.

Fosfato de magnesio (Magnesium phosphoricum)

Esta sal celular es una parte fundamental de todos los músculos y nervios, ya que tiene relación con las contracciones musculares y su adecuado metabolismo. Si la dieta es deficiente en fosfato de magnesio habrá calambres y hasta convulsiones. Es por eso que el fosfato de magnesio es un excelente medicamento para quienes sufren de calambres en brazos y piernas, y resulta más efectivo cuando se toma con agua caliente. Como medicamento para los músculos del corazón es de gran utilidad en el tratamiento de la angina de pecho; lo mismo que para los músculos de las paredes intestinales, lo cual pude comprobar en el caso de Marteen M., una morena pequeña, delgada y nerviosa, de veinticinco años. Cuando la vi, se doblaba por el dolor de abdomen. Su rostro, normalmente oscuro, se veía rojo y congestionado. Dijo sentir como si un puñal le estuviera despedazando las entrañas y parecía estar a punto de gritar de dolor, pero lograba controlarse. Sus síntomas indicaban que el fosfato de magnesio sería el medicamento a elegir. Se le administró en agua caliente y unos minutos más tarde se relajó. El dolor había desaparecido.

Cuadro para determinar si sus síntomas requieren un tratamiento con fosfato de magnesio

Parte del cuerpo	Síntomas
Cabeza	Al estar ausente el fosfato de magnesio en la dieta, puede haber un dolor alrededor de los ojos que, por razones que no podemos precisar, resulta peor en el lado derecho. Tal vez haya neuralgia en el cuero cabelludo, en especial después de usar los ojos intensamente o luego de estudiar mucho. Nadar en agua fría o exponerse a alguna corriente de aire puede originar un súbito dolor de oídos, que la aplicación de calor y fosfato de magnesio aliviarán. Cuando existe esta deficiencia los músculos faciales y los párpados pueden sufrir contracciones. También puede presentarse sordera. El desgarrador dolor que se presenta en el rostro es agudo y repentino. Puede haber fiebre del heno y flujo acuoso y transparente como complicaciones. También puede haber tos.
Articulaciones	Manifestaciones de gota con dolores intensos. (Tomar la dosis de fosfato de magnesio 6X en agua caliente para un alivio rápido).
Sistema gástrico	Puede haber hipo y también dolor de estómago. Tal vez haya acidez estomacal, dispepsia acompañada de gases y abdomen hinchado. Excremento escaso y líquido y constipación. Es posible que haya diarrea con un dolor penetrante.
Pelvis	Como resultado de esta deficiencia puede haber dolor y adelantos en la menstruación.

Fosfato de magnesio

Parte del cuerpo	Síntomas
Pecho	La tos empeora por las noches o al estar acostado. Hay la sensación de que un peso oprime el pecho y la garganta hacia abajo. Una de las complicaciones es el asma. Puede haber dolores de angina de pecho y palpitaciones del corazón. Tal vez haya dolores entre las costillas o neuralgia intercostal. Otras complicaciones constantes son bronquitis, tos crónica durante el invierno y resfriados.
Espalda	En la espalda pueden presentarse intensos dolores lacerantes. En ocasiones la sensación es de hormigueo y punzadas.
Extremidades	Hay mucho dolor y hormigueo en los pies cuando falta el fosfato de magnesio. También son posibles los calambres en las pantorrillas. La ingestión de alcohol o cualquier otro estimulante provoca que las piernas se sientan cargadas, pesadas y cansadas. Las piernas y los dedos gordos de los pies quizás se muevan involuntariamente.

Otros padecimientos contra los cuales es útil el fosfato de magnesio

Mal de San Vito	Corea
Hipo	Gota

NOTA: *Una mejoría de estos padecimientos puede requerir meses de tratamiento. Para el mal de San Vito y Corea, ingerir la dosis tres veces al día.*

Tomar dos pastillas 6X cada hora hasta que los síntomas desaparezcan.

Fluoruro de calcio. (Calcarea fluorica). Fluoruro de cal

El fluoruro de calcio se encuentra en la superficie externa de los huesos, esmalte de los dientes, piel y fibras elásticas del cuerpo.

Alteremos el equilibrio químico molecular de esta sal celular y de inmediato se originarán otros cambios. Por ejemplo cuando a los músculos y a otros tejidos elásticos se les priva de ella, se aflojan y debilitan. Se dilatan las paredes musculares de los vasos sanguíneos (venas varicosas). Hay hemorroides. Las glándulas se endurecen. Ya que las fibras elásticas que sostienen al útero se ven afectadas, éste cambia de posición o de ubicación cuando aquéllas se aflojan. El intestino se afloja y se hunde. Se inflaman las articulaciones. La respuesta a casi todos estos padecimientos es el fluoruro de calcio.

Cuadro para determinar si sus síntomas requieren un tratamiento con fluoruro de calcio

Parte del cuerpo	Síntomas
Cabeza	En el caso de Randy B. pude notar que esta deficiencia de fluoruro de calcio se caracteriza por la presencia de varios problemas en la cabeza. Randy tenía la nariz constipada y padecía catarros. Las flemas que constantemente fluían de su nariz eran densas, grumosas y malolientes; y no podía arrojarlas. Su cuero cabelludo presentaba tumefacciones duras. Tenía furúnculos en la mandíbula, "fuegos" y grietas en los labios. Su paladar blando estaba inflamado, sentía dolor y punzadas en la garganta. Se quejaba de unas lucecitas que parpadeaban en el interior de sus ojos y el cerumen de sus oídos era muy difícil de limpiar.
Sistema gástrico	Las personas que padecen deficiencias de fluoruro de calcio en su organismo generalmente sufren de estreñimiento y hemorroides. Tienen comezón al defecar y sus excrementos son voluminosos y duros. Las hemorroides pueden ser tanto internas como externas. Randy tenía ambas. Otros síntomas de esta deficiencia son el vómito y el hipo.
Espalda	Dolor continuo y penetrante en la parte baja.
Pelvis	Al haber esta deficiencia el útero presenta tendencia a sufrir un desplazamiento. Hay "dolores

Fluoruro de calcio

Parte del cuerpo	Síntomas
	desgarradores", sensación de pesadez y menstruaciones muy abundantes.
Extremidades	Las extremidades inferiores manifiestan várices, inflamación gotosa de las articulaciones y abultamiento de las mismas. Las articulaciones de la rodilla se inflaman y presentan nudosidades.
Aparato respiratorio	Las personas con deficiencias de fluoruro de calcio generalmente tienen la voz ronca y una tos profunda. Sienten hormigueo en la garganta, en la que hay mucosidad espesa. Los pulmones no se ven afectados.
Piel	La piel se agrieta fácilmente, los labios pueden partirse y se forman pequeñas llagas en la comisura. En las encías pueden aparecer furúnculos y puede existir inflamación a lo largo de la mandíbula. También pueden aparecer hematomas bajo la piel como consecuencia de algún traumatismo.

Otros padecimientos contra los cuales es útil el fluoruro de calcio

Difteria	Venas varicosas
Hipo	Mala dentadura
Padecimientos de los huesos	

Tomar dos pastillas 6X cada dos horas hasta que los síntomas desaparezcan.

Sílice. (Silicea)

El sílice está relacionado con el fluoruro de calcio, ya que desempeña su función en el cuerpo en unión de aquél. Es una de las sales celulares muy necesarias para el cuerpo humano; se localiza en el cabello, las uñas y la piel. Sin embargo, cuando se trata de combatir infecciones las sales de sílice son un medicamento excelente. El sílice ejerce su influencia en el crecimiento de los huesos, estimula el funcionamiento de las glándulas y contribuye a la nutrición. Como agente antinfeccioso controla la supuración y ayuda a detenerla. El sílice es de especial utilidad para contribuir a la absorción de la sangre en los sitios afectados por un traumatismo (torcedura de un tobillo, por ejemplo). Cuando se toma alternándolo con la *calcarea phosphoricum* promueve la absorción de la sangre acumulada a consecuencia de golpes (como los "ojos morados", por ejemplo). El sílice se emplea para aliviar los dolores artríticos y contribuye también a la expulsión de cálculos de los riñones y de la vegiga. Antiguamente se administraba el sílice como tratamiento para las cataratas y la ambliopía. Ayuda a relajar los músculos. Restituye la transpiración de las manos y pies en las personas de piel seca y ayuda en los casos de glándulas sudoríparas con funcionamiento alterado por algún padecimiento nervioso. En personas que siempre tienen frío es de utilidad para recuperar esa sensación de calidez, ya que los tejidos afectados recuperan nuevamente su estado normal.

Cuadro para determinar si sus síntomas requieren un tratamiento con sílice

Parte del cuerpo	Síntomas
Cabeza	Es frecuente el dolor en la base del cráneo cuando existe una deficiencia de esta sal celular mágica. Las personas con esta deficiencia por lo regular son irritables, sufren mareos y son hipersensibles a todo, incluyendo al ruido. Su dolor de cabeza empeora a consecuencia de un esfuerzo físico o por haber estudiado o leído demasiado; también al estar expuesto a una luz muy brillante o inclusive por hacer esfuerzos al defecar. Padecen de orzuelos en los párpados. Se sienten mejor si tienen la cabeza abrigada. Su oído medio tiende a infectarse. La nariz sufre de catarros con presencia de mal olor.
Sistema gástrico	La persona con esta deficiencia se caracteriza por padecer hambre a toda hora y la total intoleran-

Sílice

Parte del cuerpo	Síntomas
	cia hacia los alimentos calientes y la carne. Los niños muy pequeños vomitan después de comer. En los adultos los intestinos acusan un cierto grado de parálisis, por lo que se inflaman debido al estreñimiento y el recto pierde su capacidad de abrirse para desalojarlos.
Pelvis Órganos sexuales	En ocasiones hay tumores, las glándulas se agrandan, las hemorroides se hacen dolorosas y protuberantes; es posible que haya fístulas en el ano. Las mujeres que sufren de esta deficiencia por lo regular sienten un intenso frío durante su periodo menstrual. Tal vez presenten una secreción vaginal blanca.
Aparato respiratorio	En la garganta hay irritación y escozor constante que provocan tos. Al toser se arrojan flemas espesas y malolientes. Las personas con esta deficiencia presentan ronquera y se caracterizan por sudores nocturnos. Hay dolor en lo profundo del pecho y el corazón no funciona adecuadamente. Estos individuos tienen fiebres altas sin razón aparente.
Espalda	Hay dolor en la espalda y entre los omóplatos. También hay un dolor ciático crónico que se extiende desde la parte baja de la espalda hasta los tobillos.
Extremidades	Mal olor y dolor en los pies. Las uñas de los pies de estos individuos, ásperas y frágiles, se encarnan y fácilmente se rompen. Las glándulas de la ingle se dilatan para combatir la infección pero la curación resulta difícil. Como complicación puede haber reumatismo, el cual se puede hacer crónico.
Piel	Abscesos e infecciones en los bordes de las uñas de los pies; también úlceras, furunculos, fístulas malignas, etcétera, que persisten en tanto no se haya corregido la deficiencia.

Otros padecimientos contra los cuales es útil el sílice

| Catarros | Padecimientos de los huesos |
| Ciática (crónica) | Cualquier problema de la piel |

Tomar dos pastillas 6X al día si el problema es crónico.

Alimentos que proporcionan las sales celulares necesarias cuando no se consiguen las presentaciones comerciales

Calcio: Vegetales verdes, huevos, naranjas, leche entera, nueces, zanahorias, frijoles, agua dura.
(NOTA: *El pescado, la carne, las frutas y el pan blanco tienen poco contenido de calcio*).
Fósforo: Pescado, leche, carne, huevos, queso, frijoles, lentejas, harina integral, harina de avena y harina de arroz.
Hierro: Carne, papas, pan, riñones, hígado, yema de huevo, chícharos frescos, zanahorias, cereales, col y berros.
Cloruro de sodio: Presente en la mayoría de los alimentos.
Magnesio: Vegetales verdes, pan y carne.

NOTA ESPECIAL

Recordemos una vez más la función de estas sales celulares. Su objetivo y su magia consisten en que satisfacen una necesidad fisiológica; superan las deficiencias químicas, regulan los defectos hormonales y bioeléctricos, sanan heridas y combaten enfermedades.

Como sinergistas, trabajan en combinación con otras sustancias químicas del cuerpo; como catalizadores, aceleran la acción del metabolismo de los alimentos y la digestión. Reconstruyen, revitalizan y al hacerlo transforman los minerales insignificantes en energía biótica. Resumiendo, estas sales celulares son poderosos agentes curativos y preventivos en lo que hace a las enfermedades del hombre. Por heterodoxas y extrañas que pueden parecernos, siguen siendo una parte primordial de nuestras vidas. En enfermedades agudas, tome su dosis a intervalos de una o dos horas y cuando haya mucho dolor puede tomarla cada quince minutos. En padecimientos crónicos, tome de dos a cuatro dosis al día.

CAPITULO 4

JUGOS DE VEGETALES... EL CAMINO A UNA MEJOR SALUD

LA REGLA DE LA RESTITUCIÓN es una constante en nuestro cuerpo. El cuerpo demanda alimentos. Si no restablecemos su consumo diario, si no le devolvemos los elementos que lo forman y normalizamos las cantidades de las sustancias que el cuerpo requiere, enfermaremos. La regla de la restitución exige que comamos correctamente, que tengamos una dieta balanceada con alimentos asimilables de inmediato para que las células del cuerpo se puedan seguir regenerando, reconstruyendo y revitalizando día con día. Este suministro puede provenir del mágico torrente de los jugos de vegetales.

Nuestro organismo está formado de dieciséis elementos principales: carbón, calcio, cloro, fluor, hidrógeno, yodo, hierro, magnesio, manganeso, nitrógeno, oxígeno, fósforo, potasio, sílice, sodio y azufre; además de un cierto número de los llamados "elementos menores". Como mencionamos en el capítulo anterior al hablar acerca de las sales celulares, estos elementos están presentes en el torrente sanguíneo y para conservar el equilibrio de la salud, estos generadores de energía son transportados a todas las partes del cuerpo, incluyendo el cerebro, mediante el torrente sanguíneo. Si estos elementos no están presentes en las cantidades adecuadas, enfermaremos.

En el país de la abundancia padecemos hambre

Hoy en día, en Estados Unidos hay una gran abundancia; sin embargo, vivimos una extraña "paradoja alimentaria": consumimos grandes cantidades de los mejores alimentos pero nuestros cuerpos padecen hambre. Esto significa un desequilibrio en nuestras dietas, es decir que no estamos restituyendo los suministros alimenticios adecuados. Como resultado de esto comienzan las deficiencias en nuestro organismo.

Al establecer la regla de la restitución por medio de los jugos de vegetales crudos, las frutas constituyen un complemento excelente. Cuando éstas están maduras, contienen todo el azúcar que el cuerpo requiere. *Los jugos de frutas son agentes depuradores para el cuerpo; pero los jugos de vegetales consumidos diariamente son realmente los constructores del mismo.* Restituyen y regeneran. Contienen la magia de los minerales, sales, aminoácidos, vitaminas, enzimas, etcétera, tan necesaria para la vida. Para obtener el mayor provecho de los jugos, tenemos que conseguir los vegetales más frescos, que por supuesto deberán estar crudos y no contener sustancias químicas inorgánicas ni conservadores. La vida misma de los vegetales penetra en el aparato digestivo del ser humano como diminutos generadores de energía. ¡En esto reside el secreto de una vida más duradera, una salud más plena y el poder disfrutar del vigor que anhelamos!

Los jugos de vegetales proporcionan un alivio inmediato

Los jugos de vegetales se convierten en energía corporal menos de quince minutos después de haber sido ingeridos. En poco más de diez minutos sus nutrientes se derraman por todas las células y tejidos del organismo. Siendo fuente de energía instantánea, los jugos de vegetales no deben considerarse alimentos concentrados. No son alimentos concentrados como el azúcar, cuya concentración es 4600 veces mayor que la del jugo de apio; además, éste no produce ácidos como es el caso del azúcar mismo, el maíz tostado o el frijol de soya.

No incluya la leche en la categoría de los jugos

El análisis químico de la leche de vaca indica que contiene la misma cantidad de agua que el jugo de zanahoria, pero eso es todo lo que tienen en común. La leche *no es un alimento natural.* De hecho, para algunas personas es la causa directa de una mala salud. Reflexione. Piense en sus amigos o parientes que beben grandes cantidades de leche; por lo general tienen que limpiarse la nariz con más frecuencia, y los que sufren resfriados, amigdalitis, bronquitis, mal aliento y todo tipo de problemas relacionados con las mucosas y catarros. Por otra parte, los niños que beben jugos de vegetales o los comen directamente son más despiertos, activos y felices. Además, su resistencia a las enfermedades es muy alta.

Los niños que se alimentan de leche, refrescos y todo tipo de alimentos desprovistos de energía son apáticos y débiles. Por ejemplo, no desean caminar, prefieren viajar en coche. Tienen la cara cubierta de granos, se cansan fácilmente y son víctimas de toda clase de enfermedades. Ellos, o sus padres, no observan una dieta balanceada, desobedeciendo la regla de la restitución. Cuando tomamos leche en lugar de tomar jugos vegetales, las células de nuestro organismo se ven afectadas, la resistencia disminuye y comienza la enfermedad. Para evitarlo, debemos limpiar nuestro cuerpo sistemáticamente con jugos vegetales para iniciar la reconstrucción de la salud.

¿Qué cantidad de jugo debemos tomar?

La regla será siempre la moderación. La naturaleza nos controla automáticamente diciéndonos cuándo hemos tomado lo suficiente. Beba cuanto pueda sin sentirse mal.

¿Qué cantidad mínima podemos tomar para obtener los mejores resultados?

Aunque podemos tomar de uno a tres litros de jugo diariamente sin ningún problema, medio litro es la cantidad mínima que podemos beber y obtener buenos resultados. Según la regla de la restitución, el cuerpo recupera sus pérdidas en proporción directa a la cantidad de jugos que tomamos. Recuerde que los jugos de vegetales son la fuente de energía. Cuanto mayor sea la cantidad de jugo, mayor será la cantidad de vitaminas reparadoras, minerales, hormonas y otros valores nutricionales incorporados a la producción de salud.

¿Son convenientes los extractores manuales?

Ocultos en las fibras de los vegetales se encuentran los verdaderos y mejores valores nutritivos. Un vegetal o una fruta está constituido de agua casi en su totalidad, pero en su estructura celular hay algo más que agua. En el líquido que extraemos se encuentran los elementos orgánicos indispensables para la vida, para extraerlos, las fibras tienen que romperse. Un extractor manual no puede liberar estos elementos de la estructura fibrosa de la planta; lo máximo que hace es exprimir su contenido de agua. Los extractores eléctricos están mejor diseñados para este fin, con ellos podremos liberar el poder curativo específico que se halla oculto en los vegetales y frutas.

Los jugos vegetales constituyen una energía sutil, persuasiva y terapéutica. Es cierto que trabajan lentamente, pero también es cierto que son efectivos y muchas enfermedades se han eliminado gracias a su utilización en la terapia. Muchos cuerpos se han desintoxicado, sus glándulas volvieron a funcionar, la sangre comienza a circular libremente una vez más y los músculos y las articulaciones empiezan a trabajar. Todo esto se lleva a cabo cuando liberamos la energía de los jugos de vegetales para introducirla en nuestro cuerpo. Otra vez comenzará a sentirse mejor, expulsará los desechos tóxicos acumulados y al hacerlo recuperará su energía vital. De manera que obtenga un extractor eléctrico. Tal vez sea la mejor inversión de toda su vida.

¿*Le interesa vivir más y mejor?*

Las personas que se alimentan de panes y galletas o que comen grandes cantidades de carne, dulces y almidones en presentaciones envasadas o provenientes de los departamentos de alimentos congelados de las tiendas, y que sencillamente "no tragan" los vegetales y la fruta, son quienes están constantemente enfermos, sus vidas son más cortas, sus rostros y cuerpo envejecen pronto; son los que viéndose hinchados, gordos o escuálidos su nivel de energía siempre está bajo, son aprensivos y siempre están llenos de tensiones. Y lo que es más, *son los individuos que reaccionan a los jugos de vegetales desde el principio,* tan pronto comienza a obrar la regla de la restitución.

Ante la expulsión de los desechos tóxicos hay un malestar temporal hasta que los desechos se eliminen a través de la piel, los intestinos, el hígado, los pulmones y los riñones. Parte de esos desechos pueden hacerse evidentes en la forma de un aliento insoportable. El solo hecho de que este síntoma se presente es un indicativo de mejoría. El nuevo suministro de energía estará forzando a las toxinas a abandonar los tejidos vitales del cuerpo para derramarse en el torrente sanguíneo. La recuperación se inicia *únicamente* cuando estos desechos son expulsados.

El caso de Jennie D. hizo evidente la efectividad de esta terapia

Todos estaban de acuerdo en que Jennie D. tenía bronquitis, pero después de haberse sometido a toda clase de tratamientos y medicinas, nadie podía determinar la causa de su padecimiento ni tampoco por qué éste persistía. Lo que se había iniciado como una dieta deficiente acompañada de una exposición al frío, acabó en tos, expectoración, fiebre, dolor bajo el esternón y ruido en el pecho. La tos se hizo persistente. Cualquier esfuerzo le dificultaba la respiración, y dado que no disponía del dinero suficiente para trasladarse a lugares de clima benigno, según se lo habían prescrito, tuvo que hacer frente al padecimiento en su propia casa. Trabajaba como cartero y le era imposible evitar las inclemencias del tiempo. Además, no podía darse el lujo de vivir en un paraíso vacacional, así que le receté un tratamiento de jugos de frutas para limpiar su organismo y de vegetales para restablecer su enfermizo sistema.

¿Qué ocurrió? Lo primero, que la tos y la expectoración se detuvieron. Desapareció la constipación y el ruido en el pecho, lo mismo ocurrió con el dolor debajo del esternón. En unas cuantas semanas Jennie regresaba a su camión de correos. Aquello requirió persistencia y mucha decisión por parte de la chica, pero logró llevarlo a cabo y la regla de la restitución obró en su favor.

Esta regla puede hacer exactamente lo mismo por usted. En las siguientes líneas encontrará las instrucciones precisas de lo que puede hacer.

Jugos de vegetales que puede consumir para contribuir a la recuperación de la salud

Los jugos de vegetales contienen todas las vitaminas y sales celulares indispensables para disfrutar de una vida sana. Si hemos de extraer los jugos de los vegetales crudos, debemos desmenuzar y exprimir completamente las fibras vegetales para obtener así la totalidad de los nutrientes que obrarán maravillas. A continuación se mencionan los vegetales cuyos jugos pueden cambiar el curso de su vida. Para simplificar la lectura, en cada caso se mencionan los padecimientos que combaten.

El jugo de alfalfa y el misterio de la clorofila

La clorofila, el elemento verde del reino vegetal, es comparable a la hemoglobina de nuestros glóbulos rojos. Una de las fuentes más abundantes de clorofila es la alfalfa, y una de las mejores maneras de asegurarnos una vejez más vigorosa es empleando esta planta de cultivo que, siendo tan potente, deberíamos tomarla solamente en forma de jugo. Es preferible combinar la alfalfa con jugo de zanahoria; mediante dicha combinación, estos vegetales proporcionan nueva vida al corazón, arterias, venas y vasos linfáticos. Tomados con enemas depurativos limpian los intestinos y hacen desaparecer los gases. Además alivian los padecimientos pulmonares y hasta la sinusitis desaparece.

Los misterios de la clorofila se volvieron más interesantes aún cuando Jack L. me hizo saber que después de tomar jugo de alfalfa, de zanahoria y de lechuga durante un periodo de tres meses, comenzó a brotar cabello de su despoblada cabeza. No podía creer que medio litro de jugo, la cantidad que Jack tomaba diariamente, fuera la causa de aquel cambio, ¡pero así fue! Y son los resultados lo que importa en esta cuestión de las terapias extrañas y heterodoxas que las personas pueden utilizar en ellas mismas todos los días. La cabeza de Jack se cubrió con una buena mata de pelo cuando todos opinaban que aquello era imposible.

El jugo de espárrago y el elemento alcalino que proporciona salud

En el espárrago se encuentra un alcaloide conocido con el nombre de *aspargina,* un maravilloso restaurador de la salud que se pierde cuando el espárrago se cuece, se enlata o se prepara de alguna manera. La aspargina es un agente curativo en el tratamiento de la anemia y de las enfermedades de los riñones. Penetra inmediatamente en el torrente sanguíneo y destruye los cristales oxálicos que se han depositado en el sistema muscular y en las articulaciones o alrededor de ellas. Por consiguiente, es bueno para el reumatismo y la neuritis; y también para los padecimientos de la próstata. El jugo de espárrago combinado con el de betabel, zanahoria y pepino ayuda a lograr un efecto curativo completo.

El jugo de betabel como reconstituyente sanguíneo

Nunca se debe tomar más de un vaso pequeño de jugo de betabel por vez, ya que es muy potente y le podría ocasionar molestias después de beberlo. Por consiguiente, para reconstituir la sangre (tratamiento de la anemia), será conveniente mezclarlo con jugo de zanahoria en proporción de 30 mililitros de jugo de betabel por cada medio litro de jugo de zanahoria.

El jugo de betabel es excelente para los problemas de la menstruación y deberá tomarse en dosis de 60 mililitros diarios. Contiene grandes cantidades de sodio (50%) y hierro, calcio (5%), potasio y cloro. Al mezclar el jugo de betabel con jugo de zanahoria obtenemos un reconstituyente natural de la sangre, ya que a los elementos mencionados se le sumarán grandes cantidades de fósforo, azufre y vitamina A, entre otros. El jugo de betabel mezclado con el de zanahoria y pepino es un buen remedio para los cálculos en los riñones y la vejiga; también sirve como depurador del hígado y la vesícula biliar. En el tratamiento de cálculos biliares estos jugos deben complementarse con el jugo de un limón en un vaso de agua caliente.

Cómo Jane M. se deshizo de los cálculos biliares

Jane M. había padecido problemas digestivos durante años. Tenía un dolor en el área de la vesícula biliar que se extendía hasta el hombro derecho y la espalda. Además del dolor tenía vómito y sudoraciones ocasionales; los cólicos se presentaban cuando tenía el estómago vacío y los dolores aparecían después de comer alimentos pesados.

Jane, una de esas mujeres que se oponen a la cirugía y a las medicinas, creía en la medicina de la naturaleza y comenzó a tomar jugos de zanahoria, betabel y pepino todos los días. Además de medio litro de jugo, bebía diez vasos de agua caliente con jugo de limón. Al tercer día tuvo un intenso dolor en el abdomen y según sus propias palabras, se sentía a punto de explotar. Volvió a tener aquellos dolores, de casi quince minutos, durante los siguientes cinco días. El quinto día arrojó los cálculos y su dolor se extinguió. No ha tenido una recaída desde entonces.

Jugo de col para bajar de peso y limpiar el organismo

El jugo de col en su estado natural tiene un alto contenido de azufre, cloro y yodo, por lo que limpia los intestinos. La formación de gases posterior a su ingestión nos indica la presencia de condiciones anormales en los intestinos; por esto, beber jugo de col es en realidad toda una prueba para determinar el estado en que se encuentra el abdomen. No obstante, para evitar molestias innecesarias es recomendable limpiar el intestino con enemas o irrigaciones colónicas antes de comenzar el régimen con jugo de col. Otra forma de irse preparando es tomar jugo de zanahoria y espinaca, o bien de zanahoria únicamente (un vasito). Debido a que el jugo de col cruda tiene un alto contenido de vitamina C, es útil para combatir la piorrea y otras infecciones de las encías; para heridas superficiales y para la constipación. *No se le debe agregar sal ni vinagre.*

Además, por su capacidad depuradora el jugo de col es excelente para bajar de peso. Al volver a equilibrar las sustancias alimenticias ejercemos control sobre nuestro volumen corporal.

El jugo de zanahoria, el agente normalizador

Rico en vitaminas B, C, D, E, G y K, el jugo de zanahoria se puede tomar sin mayores consecuencias en cantidades de medio litro a dos litros y medio diarios. En medio litro de jugo de zanahoria hay más valores minerales que en doce kilos de pastillas de calcio. Por esto resulta valiosísimo para el sistema nervioso y como fuente de vigor. Nos ayuda a resistir las infecciones, limpiar las áreas ulceradas y a solucionar problemas en el hígado y los intestinos. Una confusión de los hechos por demás interesante, hace que algunas personas crean que la pigmentación amarilla de la piel a consecuencia de beber grandes cantidades de jugo de zanahoria se debe al color de este vegetal. Sin embargo, el caroteno de este jugo no tiene mayor poder de teñir de amarillo o de naranja la piel, que el que pudiera tener la clorofila para pintarla de color verde o el jugo de betabel para volverla roja. La clave del asunto está en el hígado, que se está desintoxicando gracias al jugo de zanahoria. Al liberarse la carga de bilis, la piel, al igual que los excrementos, se tiñen de amarillo. Además de limpiar el hígado y la vesícula biliar, el jugo de zanahoria es excelente para los padecimientos de los ojos y de la piel.

Es el agente depurador general del organismo y cura o previene, según el caso, muchas de las enfermedades que una persona puede contraer.

El jugo de apio, rico en calcio

El apio es una fuente incomparable de calcio orgánico, elemento necesario en la rehabilitación y el desarrollo del organismo. Como nos proporciona sodio, asegura menos padecimientos pulmonares. Y su contenido en hierro y magnesio es útil para los nervios y la sangre y combate enfermedades tales como las hemorroides, las várices y el reumatismo.

El jugo de pepino, diurético natural

Además de ser un excelente depurador de los riñones y vejiga, el jugo de pepino agregado a los de zanahoria, espinacas y lechuga ayuda al crecimiento del cabello y de las uñas, elimina las impurezas de la piel y combate los padecimientos reumáticos.

El jugo de diente de león, tónico invaluable para todos

El jugo de diente de león es rico en magnesio, hierro, calcio y azufre, elementos constructores del cuerpo. Este jugo actúa controlando el sistema nervioso debido a la presencia de estos minúsculos minerales mágicos. Es además excelente remedio para las afecciones de dientes y huesos.

El jugo de endibia, para combatir las cataratas

La endibia recibe también el nombre de achicoria o escarola. Es un vegetal rico en vitaminas que consumido en forma de jugo es un antídoto para las enfermedades de los ojos. Cuando se le combina con los jugos de zanahoria y apio es muy útil para combatir el asma y las fiebres altas. En combinación con jugo de perejil y apio, por partes iguales, es bueno para el corazón.

El jugo de lechuga, para recuperar el cabello

Al igual que la alfalfa la lechuga contiene grandes cantidades de hierro y magnesio; en consecuencia, favorece el desarrollo de los glóbulos rojos, especialmente para las personas que han sufrido una fuerte pérdida de sangre (por cirugía, heridas, periodos menstruales prolongados, etcétera). El jugo de lechuga es fuente de vitalidad para el cerebro y el sistema nervioso. Contribuye también al desarrollo de los músculos y es excelente como reconstituyente del cabello. Para este propósito es preferible usar la lechuga orejona y no la de cabeza, o romanita.

El jugo de perejil, limpia los riñones

Además de limpiar los riñones, el perejil nos ofrece sus propiedades para conservar el funcionamiento correcto de la tiroides y las glándulas suprarrenales. Mantiene en buen estado los vasos sanguíneos menores (vénulas, arteriolas y capilares) y merece especial mención su efectividad en el tratamiento de las enfermedades de los ojos.

Mezclado con jugo de zanahoria y de endibia, el jugo de perejil se vuelve un poderoso auxiliar del organismo. Este tratamiento es indicado para las mujeres que sufren de irregularidades en su menstruación.

El jugo de pimiento verde, para mejorar las uñas y el cabello

El jugo de pimiento verde es muy útil para estimular el crecimiento del cabello y las uñas, debido a la gran cantidad de sílice que nos proporciona. Combinado con jugo de zanahoria y de espinaca se debe beber medio litro al día. Para eliminar los gases abdominales hay que tomarlo *antes* de las comidas.

El jugo de papa, elimina las manchas de la piel

El jugo de papa en combinación con los de zanahoria y de apio es excelente para quienes padecen gota y ciática. Es también de suma utilidad para quienes sufren de complicaciones musculares, nerviosas o gástricas.

Resulta especialmente efectivo cuando la carne se elimina completamente de la dieta.

El jugo de espinaca, el limpiador ideal para el tracto intestinal

Como depurador del aparato digestivo, el jugo de espinaca también regenera las paredes del estómago, duodeno o intestino delgado. Se emplea también en el tratamiento de neuritis, abscesos, furúnculos, pérdida del vigor, mal funcionamiento cardiaco, dolores de cabeza y alteraciones de la presión sanguínea.

El jugo de espinaca mezclado con jugo de zanahoria constituye una de las más efectivas y potentes bebidas naturales que podemos consumir. La espinaca contiene vitamina E y es, por consiguiente, un elemento de gran importancia en la prevención de abortos en mujeres susceptibles de sufrirlos. Asimismo contribuye a curar la impotencia y la esterilidad, ¡Nunca debemos cocer las espinacas ni prepararlas al calor! *El proceso de cocción convierte el ácido oxálico presente en la espinaca en cristales inorgánicos peligrosos* que causan dolores y enfermedades de los riñones. El ácido oxálico, en tanto permanezca en su forma inorgánica (sin cocer) es un buen estimulante de los movimientos peristálticos del estómago e intestinos.

El jugo de tomate. ¡Sólo fresco es bueno!

El jugo de tomate procesado o enlatado está casi totalmente desprovisto de valores alimenticios y las personas que lo beben en grandes cantidades terminan por enfermar de los riñones y la vejiga. Pero cuando el jugo de tomate es fresco, es muy rico en calcio, potasio y magnesio. *El jugo de tomate sólo se debe tomar cuando la comida no tenga almidones ni azúcar.*

El jugo de nabo, fortalecedor de la dentadura

El jugo de las hojas del nabo proporciona más calcio que cualquier otro vegetal. Por eso resulta de gran utilidad en casos de reblandecimiento de los huesos o cuando los dientes no se han endurecido completamente. Combinado con jugo de apio y de zanahoria es bueno para contrarrestar la acidez. El calcio, necesario para la formación de los huesos, también es indispensable para el metabolismo del sistema nervioso y la musculatura del cuerpo, además como el calcio nutre los músculos y los nervios, es de especial importancia en el tratamiento de hemorroides y várices, ya que refuerza las paredes de las venas, haciéndolas más fuertes. En estos casos es más eficaz cuando se le combina con jugo de espinaca, berro y zanahoria, en partes iguales, y eliminamos de nuestra dieta cualquier otro alimento que no sean verduras y frutas.

Consideraciones acerca de la terapia de jugos

a) Cualquiera que sea el equipo que utilice para preparar sus jugos, téngalo siempre en las mejores condiciones de limpieza. Un aparato sucio puede contaminar y echar a perder en minutos todo el jugo que prepare.

b) ¡No espere un milagro inmediato! Cualquiera que sea su padecimiento, se necesitaron años para que se desarrollara, de modo que no espere la curación de un día para otro. Recuerde que cuando los jugos comiencen a limpiar su cuerpo aparecerán un buen número de molestias y de dolores, pero se deben a que su organismo está liberándose de los desechos tóxicos acumulados. Sabiendo que esta reacción debe llevarse a cabo, consuma una cantidad adicional de jugos. Una vez que los desechos se eliminen comenzará la curación.

c) Beba un vaso grande de jugo de cualquier fruta cítrica a primera hora en la mañana. Mientras se somete a este proceso no consuma ningún otro alimento.

ch) Para desintoxicarse, haga uso de los enemas. Para "desalojar el vientre" cada mañana utilice una solución salina caliente (una cucharada de sal en una bolsa de agua caliente para enemas). Repita el procedimiento durante tres o cuatro días al principio de su programa de control de jugos. Después del cuarto día comience a comer alimentos sólidos. Recomendamos las ensaladas de verduras o también de frutas.

CAPITULO 5

EL AYUNO, METODO MILAGROSO PARA UNA VIDA MAS LARGA Y SALUDABLE

De la fascinante historia del ayuno, veamos algunos ejemplos de la vida real:

Janice C. tenía cuarenta y dos años. Sus cuatro hijos habían nacido con problemas y educarlos había sido más difícil aún porque era viuda. Los chicos y el hecho de tener dos empleos eran suficiente para acabar con cualquiera, hasta que ocurrió lo inevitable. Janice enfermó; tosía constantemente, le dolían los músculos y la garganta y al toser expulsaba mucosidades. Llegó a tener temperaturas de 39 grados centígrados, presentaba ruidos en la parte baja de los pulmones y un médico diagnosticó bronquitis. Otro estuvo en desacuerdo y dijo que podría ser algún padecimiento del corazón, sugiriéndole una terapia muy costosa que ella no podía pagar. Oyó hablar del ayuno y pensó: "¿Qué tengo que perder?" Así que ayunó durante tres semanas y media, perdió nueve kilos de peso pero también perdió la tos, dejó de arrojar flemas y desapareció el dolor que sentía en el pecho. Se sentía fuerte. A los veintiún días de haber iniciado su ayuno volvió a sentir el hambre natural; ésta fue la señal para suspenderlo. La obra había llegado a su término. La señora C. continuó tomando líquidos durante la semana siguiente para después volver a los sólidos, a sus dos empleos y a sus hijos. Una vez más se sintió capaz de enfrentarse al mundo. Ahora podía cumplir con sus responsabilidades, y todo ello gracias al ayuno. Aquélla había sido una "cura milagrosa", según sus propias palabras; pero en realidad no fue más que un hecho cotidiano de la naturaleza. Todo lo que Janice tuvo que hacer fue dejar que la naturaleza hiciera su trabajo.

Lois Von F. tenía veintiocho años. Medía 1.65 mts., pesaba 100 kilos y tenía una lista interminable de padecimientos. Lo que más la afectaba eran los dolores de cabeza y de espalda, las molestias que tenía en las articulaciones y una sensación de depresión. Me dijo que no podía seguir adelante, que había decidido dejar todos aquellos medicamentos tan caros que su esposo no podía seguir pagando. Hasta llegó a pensar en el suicidio. Aquella mujer obesa era el candidato perfecto para un siquiatra, cuando en un momento de lucidez, tomó una decisión. ¡Ayunaría! Su amor por la vida era más grande que su amor por la comida y lo hizo. Pasaron cuatro semanas, y la primera fue la más difícil, pues sus dolencias se acrecentaron. En la segunda semana, un día se levantó de la cama sin siquiera tener que quejarse. En la tercera desaparecieron sus lágrimas crónicas y en la cuarta se pesó y descubrió que había perdido 14 kilos. En su espejo encontró una mujer más agradable. Con la desaparición de sus dolencias mentales y físicas, un nuevo mundo se abría para ella. Recuperó su hambre normal, pero, convencida de la utilidad del ayuno y el control alimenticio, comenzó a observar una dieta inteligente. Sus antiguos padecimientos sencillamente se desvanecieron. Su esposo volvió a ver en ella una mujer deseable y en realidad eso era lo que ella más necesitaba.

Jack T. era jugador profesional de futbol americano. Era fuerte, rudo y uno de los mejores defensas del equipo. Jugó hasta que por su edad nadie quería firmar contrato con él, de manera que se retiró en medio de una gran campaña publicitaria y un manto de oscuridad cayó sobre su cuerpo y sobre su espíritu. Comenzó a frecuentar todos los bares de la ciudad. Bebía continuamente. Jack, que en otra época fuera un gran atleta, se convirtió en un sujeto detestable, una personalidad frustrada, sin otra cosa que palabras viles acerca de la prensa, el público y el futbol. Se convirtió en un enfermo, tanto física como mentalmente, y acabó en un sanatorio que tenía un programa de ayuno a manera de una cura de reposo. La acción depuradora del ayuno limpió su cuerpo y su espíritu al mismo tiempo. Comenzó a entrenar después de la tercera semana de ayuno; lentamente por supuesto, y comentó que se sentía como nunca, que no perdía la energía y no sufría depresiones anímicas. Mientras se recuperaba físicamente, se le ocurrió una idea: ¿No podría convertirse en un artículo representativo del atletismo en el medio y el comercio del deporte? ¿Vendedor, embajador de buena voluntad? ¿Por qué no? Le comentó su idea a un fabricante de artículos deportivos, quien lo contrató de inmediato satisfecho al comprobar lo que la rehabilitación había hecho por aquella estrella... y todo gracias al ayuno.

Tom L. ya se había retirado. Había dedicado treintaicinco años de su vida a su trabajo de capataz en una gran planta automotriz, pero todavía estaba sano y fuerte cuando a causa de las políticas de la empresa fue dado de baja. Después de toda una vida de actividad, se encontró de pronto con que no tenía nada que hacer. Un enorme vacío lo embargó.

Su esposa se convirtió en un manojo de nervios debido a la constante presencia de Tom, quien estaba siempre criticándola, regañándola y dándole órdenes; terminó por volverla loca, y lo que es peor, él también se volvió loco. Comenzó a padecer de constipación y a sufrir una sensación de cansancio y debilidad. Un extraño hormigueo en los brazos y en los pies le hizo pensar que le iba a dar un ataque, además de que le dolía un lado de la cabeza. Comenzó a visitar a los médicos, como era de esperarse, y todo lo que pudieron recetarle fue tranquilizantes. Llegó a ser poco más que una planta, viviendo siempre embrutecido por la cantidad de drogas que tomaba hasta que un día su mujer se hizo cargo de la situación y decidió poner fin a aquello. De pronto comenzó a recordar todo lo que su padre, un médico naturista, decía acerca del ayuno y las maravillas que obraba. ¡Y funcionó! Tom L. abandonó su retiro y puso en marcha un negocio de soldadura a domicilio aprovechando la experiencia de toda una vida para iniciar otra carrera. A la edad de sesenta años, la gente aún solicitaba sus servicios, se sentía necesitado, seguía siendo útil. Pero fueron los recuerdos de la señora L. acerca del ayuno los que le abrieron la puerta hacia una nueva vida.

Mabel B. era obesa, prolífica, y tenía cuarenta años. Estando embarazada empezó a padecer un cólico biliar, pero no le dio mucha importancia porque pasaba por eso cada vez que tenía su periodo menstrual. Los síntomas no eran muy intensos al principio, sólo un pequeño calambre en el ombligo después de comer alimentos pesados. Luego, el dolor fue extendiéndose hasta la clavícula derecha; había rigidez y tensión en la parte superior derecha de su abdomen. Tenía náuseas y vómitos, lo cual atribuía a su embarazo. Pero tenía otras complicaciones: fiebre, excremento blanco y un tinte amarillento en la piel, que persistió aun después del parto. Aquello fue empeorando año con año. Se arruinó su dentadura, tenía dolores en las piernas, en la espalda y en el brazo derecho. Alguien le dijo que tenía colelitiasis (cálculos en la vesícula biliar) y que era necesario operarla. Un doctor, que no era partidario de la cirugía, le recomendó ayunar. Ella siguió su consejo. En las primeras etapas del ayuno sus molestias y dolores se intensificaron a tal punto que Mabel casi llegó a convencerse de que sí necesitaba una operación. De pronto los dolores cesaron, y comenzó a tener más días buenos que malos. A los diecisiete días arrojó los cálculos y a partir de entonces su recuperación fue sorprendente. No ha vuelto a enfermarse desde entonces.

NOTA: *Para estas cinco personas a las que nos hemos referido la naturaleza realizó la misma función: limpiar el cuerpo. Así, el cuerpo descansó. Se eliminó una enfermedad que se había originado en el propio organismo, realizándose entonces una curación "milagrosa".*

*Las enfermedades comienzan con un denominador común...
la toxemia*

Todas las enfermedades comienzan cuando existen desperdicios venenosos en el organismo y la salud sólo es posible cuando son expulsados.

Al eliminar lo desechos se suspenden las señales de auxilio, o sea, las molestias y dolores. ¿Y cuál es la mejor forma de lograrlo? *El ayuno* es una respuesta a nuestra participación personal en una negligencia deliberada, pero usted debe saber qué está haciendo para corregir un problema, y eso es lo que este capítulo le dirá.

Sepa cuanto hay que saber del ayuno antes de ponerlo en práctica

Dejemos bien claro este punto: *de nada le servirá el ayuno, a menos que desee ayunar*. No le servirá de nada si su deseo de comer es más intenso que su decisión de no comer. No se obtienen los máximos beneficios cuando abusamos de nuestro cuerpo comiendo demasiado todos los días.

Recuerde que la mayoría de las personas pierden cerca de medio kilo de peso al día cuando no comen y casi todas las personas comen diariamente el doble o más de esta cantidad. El resultado de ello es que los tejidos acumulan grasa; los intestinos se atascan (hay estreñimiento, diarrea, o ambas cosas), nos falta energía, tenemos los nervios de punta y se entorpece la circulación.

Puede ocurrir un colapso general y ninguno de los sistemas del cuerpo funcionará adecuadamente. Este cuerpo sobrecargado y sometido a un esfuerzo excesivo finalmente reacciona. Desarrolla y manifiesta toda clase de signos y síntomas para decirnos que está a punto de empezar una enfermedad aguda o crónica. Y, como dijo Hipócrates, el Padre de la medicina: "Mientras más cuidemos un cuerpo enfermo, peor se pondrá". Y el punto medular del ayuno es que estamos seguros de sanar mucho antes de llegar a morir de hambre.

Debido a que el ayuno y la purificación benefician por igual a todas las partes del cuerpo, desaparece un gran número de síntomas no relacionados entre sí: amigdalitis, presión arterial alta, pleuresía, ictericia, etcétera. Todos se desvanecen a medida que avanza el proceso de purificación.

He aquí las palabras de James M., en las que confiesa su participación en delitos cometidos en contra de la salud:

"En lugar de mantener abiertos los conductos de eliminación, los cerré; no llevaba una dieta adecuada, no hacía ejercicio y no respiraba convenientemente. Hasta que no pude respirar bien, día y noche me retacaba de comida, las articulaciones llegaron a dolerme tanto que no podía levantarme de la silla. Cada instante era para mí un tormento. El doctor me dijo que no tenía nada, únicamente un poco de estreñimiento. Fue entonces cuando me decidí por el ayuno. Mi cuerpo estaba atascado y yo era el culpable. Simplemente, me estaba envenenando día tras día y sólo de mí dependía salvarme".

La historia de James M. es la historia de millones de personas. Es posible que también sea la suya. Tal vez sus riñones, intestinos, piel, hígado y pulmones necesiten atención. Quizás usted también haya cometido delitos contra la salud provocando congestionamiento en las avenidas de eliminación de su propio cuerpo. Tal vez consuma usted alimentos que se descomponen transformándose en venenos que le originan todo tipo de dolores, desperdicios tóxicos que son los responsables de los dolores de cabeza y articulaciones que le hacen perder su vitalidad. Es posible que *usted* necesite la medicina más sencilla que la naturaleza nos ofrece para combatir las enfermedades, el ayuno. Recuerde: cuando la naturaleza hace que usted no sienta hambre, le está diciendo algo muy importante, *¡lo está forzando a ayunar!*

Teniendo esto presente, respondamos algunas de las preguntas que la gente suele plantear:

1. *¿Me sentiré débil si ayuno?*

Es muy probable que usted haya escuchado a alguien decirle a un enfermo: "Tienes que comer para conservarte fuerte", o bien: "Necesitas alimentarte para poder combatir esa gripa". Todo esto es falso. En realidad, todas esas declaraciones irresponsables han contribuido a incrementar las enfermedades y muertes. Estas expresiones provienen de personas que nada saben y nada les importa del maravilloso funcionamiento de la fisiología humana, de personas que encuentran un estímulo en la comida y que creen que por privarse de ella el cielo se les vendrá encima. El ayuno no lo debilitará. Por el contrario, a medida que el desperdicio se vaya eliminando, día tras día se sentirá más fuerte.

2. *¿Cómo sabré cuándo debo suspender el ayuno?*

Es cierto que durante las primeras etapas del ayuno sentirá espasmos provocados por el hambre. Sin embargo, un simple vaso de agua servirá para calmarlos. El hambre desaparece y el ayuno puede continuarse durante días, y en algunos casos durante meses. Para sorpresa de los investigadores de la salud hay casos de personas que practican el ayuno regularmente pasando meses sin comer. Si en el periodo de ayuno hay debilidad, se debe únicamente a alguna enfermedad presente en el cuerpo. Recobramos el hambre sólo cuando el cuerpo ha eliminado todos los desechos. Corresponde a la naturaleza fijar el plazo, ella nos dirá cuándo ha concluido su trabajo. Entonces se suspende el ayuno; así de sencillo.

3. *¿Aumenta realmente la fuerza con el ayuno?*

Reproduzco aquí la carta de uno de mis pacientes:

"En los inicios del ayuno tenía una marcada sensación de agotamiento. Hasta que, como por arte de magia, comencé a arrojar una gran cantidad de desechos. Mejoró mi fuerza corporal, recobré mi ímpetu natural y ahora estoy convencido de lo fabuloso que puede ser el ayuno. El ayuno ha sido la mejor experiencia de mi vida y yo soy la prueba viviente de sus efectos".

4. *¿Debo forzarme a comer si estoy enfermo?*

Nunca debemos hacer comer a quien ha perdido el apetito. Nunca nadie, incluso usted mismo, debe ser forzado a comer. Por ejemplo, ¿ha tenido alguna enfermedad durante la cual el simple olor de la comida lo hacía sentirse peor? ¿Nunca ha tenido momentos en los que la sola idea de comer lo ha hecho sentirse enfermo? ¿Nunca ha tenido un perro o un gato que se negara a comer o a tomar agua? Todo esto es obra de la naturaleza. ¡Es la naturaleza en acción! Ya se trate de animales, de niños o de usted mismo, *no debemos obligar a nadie a comer*. Cuando desaparezcan los factores que debilitan el cuerpo e inhiben el apetito, recuperaremos el deseo de comer. Cuando el cuerpo se encuentre fisiológicamente limpio, recuperaremos la salud. No olvidemos que la enfermedad es un esfuerzo del cuerpo para purificar el sistema, un proceso de reparación que se ve obstaculizado por la constante ingestión de alimentos. La enfermedad es realmente un proceso de autoayuda, si tan sólo nos detenemos a observar lo que ocurre en nuestro interior. La enfermedad es en realidad la curación; la fiebre, las erupciones cutáneas, los dolores de cabeza, los escalofríos, etcétera, son únicamente manifestaciones de que este proceso curativo se ha iniciado. Cuanto más enferma esté una persona, más necesita del ayuno. Y tendrá también una gran necesidad de dormir más, porque es *mediante el descanso y el sueño que recuperamos la energía, no por la comida.*

5. *¿Es conveniente que desayune?*

El mejor desayuno... es el que *no* comemos. Comience cada día con un breve ayuno. Inicie su diaria rutina sin haber desayunado: espere a comer cuando tenga hambre. No coma hasta la saciedad ni consuma café o refrescos de cola que lo estimulen. Y una vez que haya dado por terminado su tratamiento a base de ayuno, lleve una dieta blanda para obtener los máximos beneficios.

6. *¿Qué es el ayuno? ¿Cuáles son en verdad sus efectos?*

El ayuno es una deliberada cura de reposo, un descanso premeditado en el camino de la ingestión de alimentos que nos permite expulsar la comida consumida que no fue debidamente digerida o que se ha descompuesto en el tracto intestinal. El ayuno concede un descanso a nuestro aparato digestivo, dándole la oportunidad de restablecerse. La química fisiológica se reorganiza y se recupera. Y mientras nuestro organismo mejora, también lo hace nuestra mente. Recuperamos nuestra agilidad mental y otra vez estaremos listos para desarrollar nuestro papel en la vida.

7. Se han dicho muchas cosas raras acerca del ayuno. ¿Qué debo creer exactamente?

Los que no saben qué decir han dicho muchas cosas en contra del ayuno, que generalmente son falsas. Contrariamente a lo que se dice, el ayuno no paraliza los intestinos ni produce acidosis, ni provoca que los ácidos destruyan la pared estomacal. En ningún momento el corazón se debilita ni sufrirá un ataque. El estómago no se encoge; tampoco es cierto que sus paredes llegan a pegarse. Ayunar nunca ha sido causa de disminución de la resistencia del cuerpo ni ha causado daños al sistema nervioso. No ocasiona ningún daño a las glándulas, ni tampoco a los huesos o a la dentadura. Nunca ha sido la causa de un desequilibrio mental en alguna persona, ni ha provocado accesos o pesadillas.

El ayuno es un sistema de curación y los problemas antes mencionados, si se presentan, son una consecuencia de la enfermedad que existe. En otras palabras, el ayuno remueve todos los males presentes en el cuerpo y ayuda a eliminarlos.

8. ¿Cuál es el mejor momento para ayunar?

Cualquier época del año es buena para llevar a cabo el ayuno, pero la mejor es el verano. Es la mejor época porque las personas que ayunan suelen sentir frío, y es mejor que se conserven calientes. Pero los enfermos deben comenzar su ayuno de inmediato, cualquiera sea la época del año.

9. ¿Cuánto tiempo debe durar mi ayuno?

No existe ninguna regla en cuanto al número de días que debe durar un ayuno. La naturaleza se hará cargo de determinarlo. En algunos casos todo lo que se requiere es privarse del desayuno. Pero en padecimientos crónicos será necesario ayunar hasta que la naturaleza rompa el ayuno devolviéndonos el deseo de comer, lo cual nos puede tomar cinco días, tal vez diez, e incluso cuarenta. O quizá tan sólo necesitemos dos días. El reglamento que debemos observar al transitar por el camino del ayuno es que cuando la naturaleza encienda la señal del fin del ayuno por medio de los dolores del hambre, en ese preciso momento debemos detenernos. Los niños, al igual que los animales, hacen esto intuitivamente.

10. ¿Debo privarme absolutamente de todo alimento?

Por principio de cuentas, si usted no piensa hacer un ayuno completo, ¡no comience ningún ayuno! Si argumenta que necesita comer aunque sea un poco para sobrevivir, en realidad estará admitiendo que no está verdaderamente interesado en el ayuno, que usted ama la comida más que a su propia vida. El ingerir alimentos para, supuestamente, conservar las fuerzas es una determinación a medias que no le significará mayor provecho que el de empeorar una situación preexistente. En primer lugar, después del segundo o tercer día de ayuno ya no sentirá ganas de comer. Y hasta es probable que la comida le repugne. A medida que continúe su ayuno, llegará a sorprenderse de que tiene más energía que antes. El mayor logro que puede realizar en su vida es el de aprender a controlar la cantidad de alimentos que debe consumir. Será ésta la primera ocasión en la que realmente ejercerá su poder de autocontrol.

11. ¿Es conveniente que ayunen los niños?

Todos los menores de edad, a excepción de los recién nacidos, se beneficiarán con el ayuno, si bien esto no es aplicable a los niños extremadamente demacrados, que padezcan alguna enfermedad maligna o que no están bien nutridos. Resulta muy conveniente que los niños practiquen el ayuno bajo la supervisión del médico, ya que en esta forma no sólo se librarán de la enfermedad, sino que además lograrán alargar la vida de un niño enfermo.

12. ¿Y si el ayuno me provoca dolor de cabeza, debo comer?

Si está usted ayunando, ¡ayune! No se conceda ninguna excusa ni pretexto. Debe esperar que ocurran algunas reacciones a medida que se liberan los desperdicios tóxicos en su cuerpo. Cuando esto suceda, es posible que sufra dolores de cabeza o en las articulaciones. El solo hecho de que padezca un dolor de cabeza le indicará lo mucho que necesita del ayuno. Ese dolor de cabeza es únicamente una señal de alarma, una clave, de que debe apegarse a las reglas. Tan pronto como los órganos de eliminación se deshagan de los desperdicios tóxicos acumulados, comenzarán a desaparecer sus dolores de cabeza, así como los demás síntomas y manifestaciones negativas. Empezará a sentirse bien otra vez.

13. *¿Cuánto debo comer cuando vuelva a sentir hambre?*

Al terminar el ayuno, cuando recupere el hambre, coma frugalmente, con regularidad y en pequeñas cantidades. Limítese a frutas y vegetales. Evite las grasas, las proteínas, los almidones y el azúcar. No coma carne, es un lujo que no puede permitirse.

14. *¿El ayuno me causará una deficiencia de vitaminas y minerales?*

Nadie ha tenido escorbuto o beriberi como resultado de un ayuno. No se ha sabido de ningún caso semejante porque en el cuerpo hay una reserva de vitaminas y de minerales lista para ser usada cuando se necesite. Es más, problemas tales como padecimientos nerviosos se alivian durante el ayuno. En los casos de verdadero escorbuto o beriberi, los problemas nerviosos empeoran. No olvidemos tener siempre presente que hay una gran diferencia entre el ayuno terapéutico y el morirse de hambre. Nadie pretende que usted se muera de hambre, sino únicamente que elimine de su cuerpo el desperdicio acumulado privándose de los alimentos por un tiempo. Cuando la naturaleza nos avise con el hambre, entonces coma... pero hágalo frugalmente.

15. *¿Debo realizar trabajos físicos mientras ayuno? ¿Debo descansar?*

Quienes trabajan menos deben comer menos. Las personas que ayunan deben trabajar menos y descansar más. No deben practicar ningún trabajo pesado o ejercicio. Deben disfrutar de bastante reposo, bastante sueño, y descansar de las tensiones y preocupaciones. El mejor ejercicio que se reconoce es caminar. Durante los primeros días de ayuno habrá una sensación de debilidad y hasta de decepción, habrá molestias y dolores, pero una vez pasada esta cuesta volverá a disponer de su energía. Una vez eliminados los desechos, comenzarán a funcionar los generadores de energía que hay en su interior. Y cuando esto ocurra descubrirá que cada vez puede hacer más y más.

16. *¿Qué ropa hay que usar cuando se ayuna?*

Manténgase siempre abrigado. Si se levanta de la cama póngase ropa gruesa y si permanece en ella cúbrase bien. No use ropa ajustada. Asegúrese de que incluso sus zapatos, calcetines y guantes le queden sueltos.

17. *¿Cuánta agua debo beber?*

Beba cada vez que tenga sed o cuando le gruña el estómago durante los primeros días del ayuno. Beba por lo menos un litro de agua o de jugo de vegetales cada día. Si así lo desea, puede usted agregar jugo de limón para mejorar el sabor.

18. *¿Debo bañarme mientras ayuno?* *¿Con qué frecuencia?*

Báñese en agua tibia todos los días. En el verano, luego de hacerlo, dese un regaderazo de agua fría y frótese el cuerpo con una toalla áspera hasta que la piel se enrojezca. No utilice el agua fría durante la primavera, el invierno y el otoño si hace frío. Esté bien abrigado en todo momento. Manténgase activo.

19. *¿Qué hay del aire libre y de respirar profundamente?*

Tome bastante aire fresco, de día y de noche. Respire hondo y tan suavemente como pueda. Relájese. A medida que continúe su ayuno encontrará que cada vez le será más fácil relajarse. Desaparecerán muchos de los síntomas como sinusitis, nariz tapada, etcétera.

Debemos admitir que el ayuno no es una panacea, requiere valor y decisión de su parte. Para aliviarse hace falta tener agallas, pero si su deseo es lo suficientemente intenso, si realmente desea aliviarse, el ayuno es el método a emplear. Recuerde: le tomó a usted toda una vida llegar a tener su actual condición. Nada hará que su problema desaparezca de la noche a la mañana, ni siquiera el aire limpio y puro. El ayuno es un tratamiento de reposo, de manera que mientras descansa, respire profundamente. Esto le servirá de mucho.

20. *¿Me sirve de ayuda un lavado intestinal?*

Si ha tenido estreñimiento y sus intestinos se rehúsan a moverse, es abolutamente necesario abrir este canal de expulsión de los desperdicios. Verá que aun recurriendo a ayunos prolongados (sin ningún alimento) con la aplicación diaria de un enema continuará expulsando cantidades increíbles de desechos, algunos duros, otros pegajosos, o como piedras. Agregue sal al agua de los lavados (una cucharada de sal para una bolsa de agua caliente) ya sea en caso de estreñimiento o de diarrea.

21. ¿Cómo debo prepararme para ayunar?

En lo que hace a su limpieza interna, puede prepararse ayudando un poco a la naturaleza, tomando un laxante: hojas de sen, ciruela pasa, etcétera, que sirven para suavizar las heces fecales y las impelen a salir. También se puede hacer un lavado intestinal diariamente durante una semana antes de comenzar el ayuno. Retenga el líquido del lavado tanto tiempo como pueda sin que le resulte molesto. Hay algo más que es necesario recordar: estar preparado para ayunar significa estar listo tanto física como mentalmente. ¡Es indispensable que usted *quiera* ayunar! ¡Y no sólo que quiera hacerlo sino que lo haga!

22. ¿Qué debo esperar de mi ayuno?

Un gran número de cambios tendrán lugar. Algunos de ellos ni siquiera se los imagina y la mayoría serán positivos. Mientras esté ayunando, en las etapas iniciales notará que su aliento se hace horrible, que su lengua se cubre de una pátina muy gruesa, y no está por demás que la revise cada mañana. Cuando la lengua ha recuperado su color normal y la pátina desaparece, significa que estamos sanando, ya que esto es una señal de la mejoría de nuestro tracto intestinal. Por lo general, al mismo tiempo que la lengua se va limpiando aparece la sensación de hambre, ¡ésta es la clave que nos indica que el ayuno ha llegado a su fin!

Es posible que mientras ayuna, su pulso se acelere un poco; a algunas personas les sucede lo contrario. Pero en la mayoría de los casos el pulso no se altera. En caso de que su pulso se acelerara, notará que ocurre algo fantástico: en el instante en que vuelva a sentir necesidad de comer, su pulso se normalizará. El corazón es fuerte. No tendrá ni trazas de fiebre.

La intensidad de su decisión será el problema más grande al que deba enfrentarse. Los tres primeros días de ayuno son los peores. La dificultad más grande que deberá vencer será la de romper con sus antiguas costumbres, especialmente la de comer mañana, tarde y noche. Es posible que se sienta inquieto, nervioso, irritable, que tenga náuseas y sienta el estómago alterado. Al cuarto día, los desechos venenosos de su cuerpo habrán comenzado a eliminarse. Sus órganos, una vez que se hayan limpiado, comenzarán a descansar. Habrá empezado la revitalización. Tendrá asegurado su retorno a la salud.

La temperatura corporal, a no ser que ya exista fiebre, es más baja de lo normal al iniciar un periodo de ayuno. En cualquier caso, a medida que el cuerpo se purifica y descansa cada vez más, la temperatura del cuerpo se va ajustando a lo normal.

La pérdida de peso es algo que también debe esperar. Ésta se lleva a cabo a razón de casi medio kilo por día, pero esta cantidad se va reduciendo con cada día de ayuno hasta que todo vuelve a su equilibrio original. Cuando vuelva a aparecer el hambre, deberá establecer un programa de alimentación controlada. Durante los primeros días del periodo posterior al ayuno limítese a beber jugos de frutas y de vegetales (vea el capítulo 4).

Los órganos internos necesitan semanas para limpiarse totalmente. Los vasos linfáticos y la sangre tienen que filtrarse. Es necesario eliminar los desechos. Al principio puede haber una cierta pérdida del apetito sexual, pero al concluir el ayuno éste reaparecerá con toda su intensidad. El sistema nervioso y los cinco sentidos mejorarán, lo que nos traerá la paz, física y mental.

23. *¿Hay alguna otra cosa que deba esperar del ayuno?*

No hay duda de que el ayuno no es algo sencillo. Requiere valor. Es necesario que, dejando a un lado nuestros antiguos hábitos, logremos pasar esos primeros días en los que el ayuno es más difícil. Sí, puede haber algo de fiebre y tal vez escalofríos. Es posible que haya hasta náuseas, mareos y dolores de cabeza. Hay personas que se quejan de sufrir insomnio durante las etapas iniciales y de que no pueden orinar. Hay quienes pueden quejarse de calambres musculares en el abdomen, inclusive de diarrea. ¡Pero no se detenga en este momento crucial! ¡Siga ayunando! Descongestione sus intestinos mediante lavados. Beba grandes cantidades de agua, o bien de jugos de frutas o de verduras. Apliquese compresas calientes sobre el abdomen y una bolsa de hielo sobre la nuca. Y para obtener una agradable sensación de relajamiento, póngase paños fríos sobre la cara y la cabeza. Hágalo sabiendo que la naturaleza lo está curando, teniendo presente que el negarle la comida a su cuerpo no lo hace morirse de hambre. Por el contrario, está matando de hambre a la enfermedad que logró afectarlo. En el ayuno está la respuesta que nos dará la salud.

¿Le parece un método extraño y heterodoxo de alcanzar la salud? Claro que lo es, y uno de los mejores. Jesucristo ayunó durante cuarenta días con sus noches. Cuando regresó a los suyos estaba limpio, descansado e íntegro. ¡Usted puede hacer lo mismo!

TERCERA SECCIÓN

CAPITULO 6

SOMATERAPIA, LA MAGIA DE LA MANIPULACION DE LOS TEJIDOS BLANDOS PARA ALIVIAR EL DOLOR

CUANDO se presenta un dolor, todos deseamos algo que nos libre de él. Y hay un remedio antiguo, hoy en día considerado heterodoxo, que nos ofrece la posibilidad de lograrlo. Recibe el nombre de *somaterapia*. La somaterapia es tan antigua como la misma humanidad; sin embargo es tan nueva como el día en que usted la utiliza para su provecho personal. Siempre está a su alcance, en la punta de sus dedos, y usted podrá disponer de ella inmediatamente, sin molestia ni costo algunos. Usted podrá emplearla cuando lo desee.

Pongo en sus manos una técnica que podrá aplicar en usted mismo o en sus familiares; es muy sencilla y cualquiera puede practicarla. Todo lo que tiene que hacer es seguir las indicaciones que le daré, como hicieron Gwendolyn R. y su esposo, que utilizaron la somaterapia para cambiar el curso de sus vidas.

Gwen padecía un mal, común en todos los norteamericanos, llamado neurastenia. Empezó con dolores de cabeza persistentes, localizados en la nuca. Se sentía deprimida, no lograba concentrarse y tenía insomnio. Sentía como si tuviera una cinta apretada alrededor de la cabeza; tenía una debilidad en la espalda y la sensación de que unos bichos le caminaban por la piel. A veces se sentía mareada. Su vida sexual se había interrumpido. Tenía palpitaciones en el corazón y hasta su sentido del olfato se afectó. En cuanto a su vida familiar las cosas iban de mal en peor. Comencé a aplicarle un tratamiento de somaterapia, mostrándole a su esposo cómo continuar el proceso. Dos semanas más tarde, desaparecieron todos aquellos síntomas que la habían aquejado durante años. Comenzó a sentirse bien y se normalizó su vida familiar. Todo aquello se debió a la somaterapia y a la magia de la manipulación de los tejidos blandos.

¿Qué es la somaterapia?

La somaterapia es una técnica de estimulación o inhibición de los nervios o de los músculos por medios físicos. El término *soma* significa el cuerpo, y el procedimiento es más que la aplicación de las manos sobre el cuerpo en forma de masaje o manipulación de los tejidos blandos. ¡Así de fácil, efectivo y rápido!

¿Qué hace? ¿Cómo alivia?

La somaterapia tiene varios efectos:
Primero: estimula los nervios de la espina dorsal y otros también.
Segundo: cuando así se requiere, inhibe o retarda estos mismos centros nerviosos.
Tercero: libera las contracciones musculares.
Cuarto: neutraliza o regula el exceso o la deficiencia de suministro sanguíneo alrededor de la columna vertebral y de la médula.

Los centros nerviosos clave controlan el dolor

Todas y cada una de las partes de nuestro cuerpo están controladas por algún nervio espinal. Los nervios salen de la columna vertebral en pares. Para *inhibir* el flujo nervioso y sanguíneo, se aplica presión suavemente controlando el dolor. Para *estimular* el flujo nervioso o sanguíneo, la presión debe ser más intensa. Todo esto se hace sin otro instrumento que la punta de los dedos. Los nervios clave controlan nuestros estados de salud y en nuestras manos está el toque mágico que los mantiene en suspenso.
Consideremos esto. Cuando los nervios no reciben su dotación normal de sangre, los órganos y las partes del cuerpo alimentadas por ellos padecen desnutrición. Como un jardín sin agua, estos órganos mueren un poco cada día. La carencia de suministro nervioso y sanguíneo se llama anemia. Cuando por el contrario ocurre un cambio altamente estimulante y el área en cuestión se halla congestionada por un suministro nervioso y sanguíneo de-

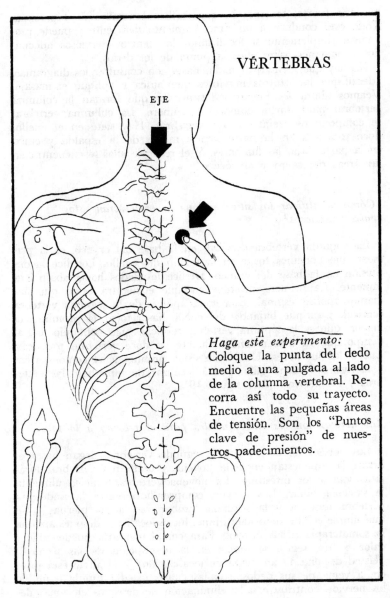

Figura 19

masiado fuerte, tenemos lo que recibe el nombre de hiperemia. Todo esto conduce a un funcionamiento deficiente y puede prevenirse simplemente si localizamos los centros nerviosos adecuados y ponemos sobre ellos la punta de los dedos.

No hay que memorizar nada. Basta con consultar los diagramas. Identifique los centros nerviosos que busca y aplique el masaje. Veamos ahora los huesos y los nervios que forman la columna vertebral para darles nombres y número. La columna vertebral se compone de treinta y tres vértebras. Hay siete en el cuello, doce torácicas en la parte alta y media de la espalda y cinco en la parte baja, las lumbares. Y el resto de ellas se encuentra en las áreas del sacro y el cóccix.

¿Cómo identificar los sitios en que se encuentran estos centros nerviosos?

La segunda vértebra cervical, en la base del cráneo, es la primera que podemos tocar en la región del cuello. Localice la depresión en la base del cráneo. Deslice los dedos hacia abajo lentamente. La primera prominencia que encuentra es lo que llamamos apófisis espinal. Ésta es la apófisis de la segunda vértebra cervical. Continúe bajando del cuello hasta tocar la prominencia mayor, que es la séptima vértebra cervical. Siga contando así, al tiempo que va descendiendo. Cuente las doce vértebras torácicas. Luego las lumbares. Utilizando estas prominencias como marcas y la figura 6 como guía, podrá localizar de inmediato las vértebras y los nervios. (Ver figura 19).

Los nervios son las claves vitales para el retorno a la salud

Los nervios de la primera y segunda vértebras llegan hasta el brazo, los que están entre la novena y undécima vértebras torácicas van a los intestinos. La novena vértebra torácica alimenta la vesícula biliar. Los nervios comprendidos entre la undécima vértebra torácica y la segunda lumbar van a las piernas. ¿Ve qué simple es? Primero identifique, luego localice y después aplique la somaterapia a sus nervios. Para complementarla puede aplicar calor o frío, según se indica en la descripción de las técnicas. ¡Usted dispone de un mapa de localización! Y el alivio está justo en la yema de sus dedos, con las cuales usted estimula o inhibe los nervios, contribuye a la eliminación de desechos en zonas determinadas de tejidos blandos y mejora la circulación. Consulte las ilustraciones siguientes y las explicaciones que las acompañan. Apéguese a las reglas y siga las instrucciones. Practique la técnica hasta que su mano lo haga automáticamente. Siempre tendrá la somaterapia en la punta de los dedos, estando usted en un avión con destino a Europa o trabajando en una tienda departamental. Aplíquela en cualquier momento y en cualquier lugar.

Técnicas caseras de somaterapia para aliviar molestias y dolores

La columna vertebral

Puntos de presión y sus procedimientos

Los puntos de presión de la columna vertebral podemos tratarlos recargándonos contra el marco de una puerta, acostados boca arriba con los puños contra la espalda o poniendo dos pelotas de golf en el lugar preciso. Mantenga la presión para inhibir el suministro nervioso alterado que esté causando dolor en algún punto.

Tracción local con la punta de los dedos

Podemos inhibir los centros nerviosos a lo largo de la columna vertebral haciendo presión con la yema de los dedos al tiempo que hacemos un movimiento lateral partiendo del punto en que los hemos fijado, pero sin permitir que se deslicen sobre la piel. Este procedimiento se realiza, como en el caso de la tracción de los tejidos blandos, a los lados de cada apófisis espinal que debemos tratar. (figura 20)

Técnica de presión sobre un solo punto

Coloque las yemas de sus dedos medios sobre el punto específico de tratamiento. Si usted está aplicando el tratamiento a otra persona, jale el hombro de esta persona hacia usted presionando suavemente. Un dedo situado sobre el punto clave servirá para eliminar el dolor. Manteniendo la presión, inhibirá o calmará el nervio u órgano alterado. (figura 21)

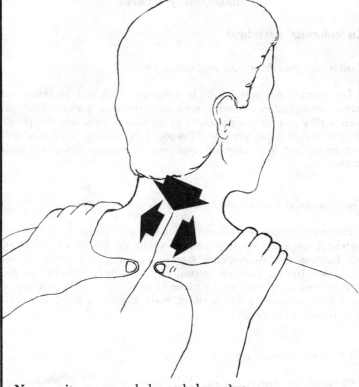

Figura 20

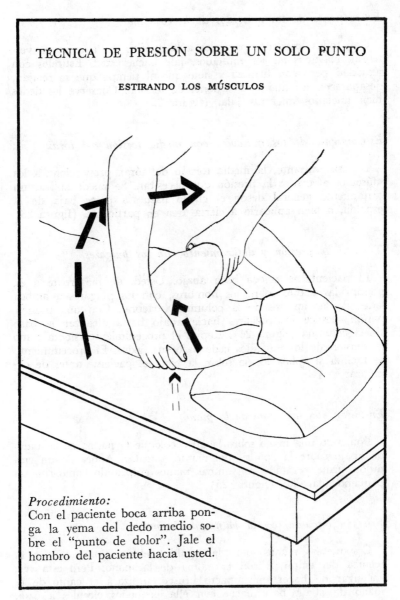

Figura 21

Estiramiento de los músculos de la columna

Con todos los dedos paralelos a la apófisis de la columna vertebral, clavados en los músculos, jale hacia usted. Estírelos con suavidad pero con firmeza y note que al tiempo que se relajan, desaparecen los nudos y cordones de tensión. Conserve los dedos bien anclados mientras jala. (figura 22)

Estiramiento de los músculos con media torsión del tórax

En esta variante, la media torsión del tórax proporciona a los músculos afectados la presión que necesitan. Se puede aplicar un tratamiento general desde el cuello hasta la parte baja de la espalda, o bien aplicarlo a cierta área en particular. (figura 23)

Técnica de presión y deslizamiento con los pulgares

El paciente se coloca boca abajo. Usted, de pie frente a él, pondrá las manos sobre sus hombros, con los pulgares a ambos lados de las apófisis de la columna vertebral. Con una presión pareja, deslice los pulgares hacia abajo hasta alcanzar la base de la columna (figura 24). Repita el procedimiento; sienta cómo la tensión de los músculos cede bajo sus dedos. El procedimiento se facilita si aplica loción sobre la piel del paciente antes de comenzar.

Empujón con la palma de la mano

Poniendo una mano sobre la otra, coloque la palma de la mano de abajo sobre la apófisis del nervio a tratar. Ahora dé un empujón firme y rápido con ambas manos golpeando como con un pequeño martillo. (figura 25)

Fricción circular con la palma de la mano

Coloque las manos sobre la espalda del paciente como en la técnica del empujón con la palma de la mano. Pero esta vez, en lugar de hacer un impacto brusco, utilizará el canto de la mano de abajo para hacer con ella pequeños círculos a cada lado de las apófisis vertebrales afectadas.

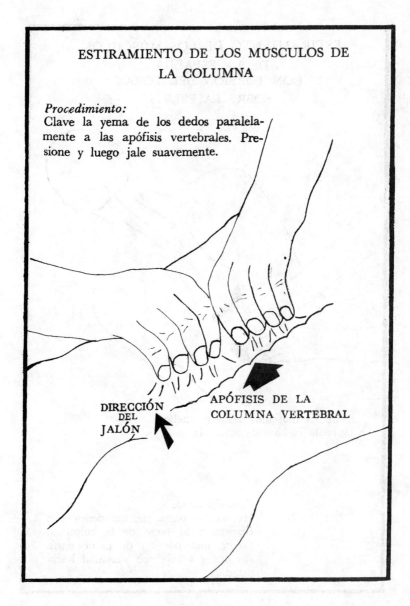

Figura 22

ESTIRAMIENTO DE LOS MÚSCULOS DE LA ESPALDA CON TORSIÓN DEL TÓRAX SOBRE LA PELVIS

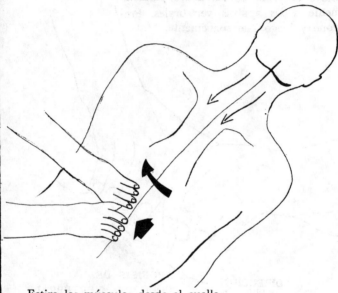

Estire los músculos desde el cuello y hasta la base de la columna.

Procedimiento:
Hunda la yema de los dedos con firmeza a lo largo de la columna. Sujete una porción de carne entre sus dedos y jale con suavidad hacia usted.

Figura 23

PRESIÓN Y DESLIZAMIENTO CON LOS PULGARES

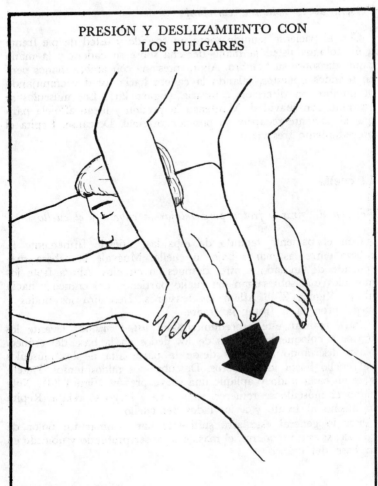

Procedimiento:
De pie frente al paciente presione con los pulgares a ambos lados de las apófisis vertebrales. Luego recárguese hacia adelante y suspenda la presión. Repita el procedimiento desde el cuello hasta la pelvis.

Figura 24

Torsión de la columna vertebral

Con el paciente tendido sobre un costado y usted de pie frente a él, coloque usted la mano derecha sobre su cadera y la mano izquierda sobre su hombro. Ahora presione con ambas manos pero en sentidos opuestos, jalando la cadera hacia usted y empujando el hombro en dirección contraria (figura 26). Los músculos se estirarán con suavidad. Mantenga la presión y luego aflójela para que el paciente recupere su posición original. Descanse. Repita el procedimiento tres veces.

El cuello

Técnica de girar y frotar para relajar la cabeza y el cuello

Con el paciente tendido de espaldas, sujétele firmemente la cabeza entre las manos bajo su cuello. Muévale la cabeza suavemente de un lado a otro, después en círculos. Ahora frote los músculos que sobresalgan del cuello partiendo del cráneo y hacia abajo (figura 27). Afloje las tensiones. Descubra los nudos y luego proceda a frotar la frente.

Para realizar este procedimiento *en usted mismo:* levante los brazos y coloque las puntas de los dedos en la base del cráneo. Vaya deslizando los dedos desde la parte alta de los músculos del cuello hasta los hombros. Descubra los nudos tensos. Deténgase en cada nudo y aplique una suave presión (figura 28). Note cómo el músculo se retuerce, se mueve y luego se relaja. Repita lo mismo al frente y a los lados del cuello.

Por lo general esto será suficiente para calmar un dolor de cabeza; si esto no ocurre, el masaje debe ser profundo y ubicado en la base del cráneo.

Los hombros

En otra persona: parado detrás del paciente, que estará sentado en una silla de respaldo vertical o en un banco, palpe metódicamente los omóplatos y encuentre todos los puntos de presión que manifiesten dolor. Presione cada uno de ellos. Sienta cómo los nudos se retuercen y luego se aflojan. (figura 29)

EMPUJÓN CON LA PALMA DE LA MANO
(EL PACIENTE DEBE ESTAR BOCA ABAJO)

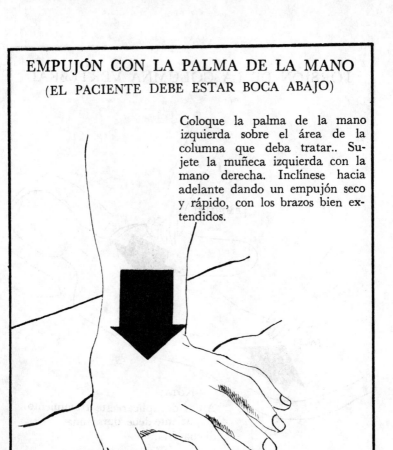

Coloque la palma de la mano izquierda sobre el área de la columna que deba tratar.. Sujete la muñeca izquierda con la mano derecha. Inclínese hacia adelante dando un empujón seco y rápido, con los brazos bien extendidos.

Nota: Ponga la palma de manera que la parte más gruesa de su mano se ubique sobre el centro nervioso que desee tratar.

Figura 25

TORSIÓN DE LA COLUMNA VERTEBRAL

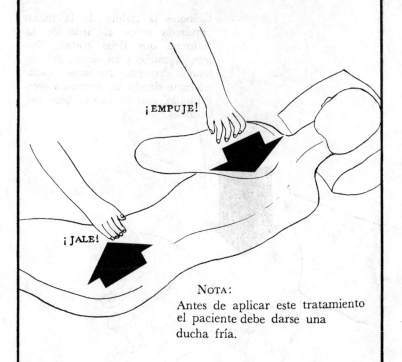

NOTA:
Antes de aplicar este tratamiento el paciente debe darse una ducha fría.

Procedimiento:
Con el paciente tendido de costado, ponga una mano sobre la cadera y la otra sobre el hombro. Jale la cadera y empuje el hombro con suavidad; esto hace que se estiren los músculos de la espalda y estimula los nervios de la columna. Repita el procedimiento en el otro costado.

Figura 26

CABEZA Y CUELLO

GIRE, PRESIONE, FROTE Y DESCANSE

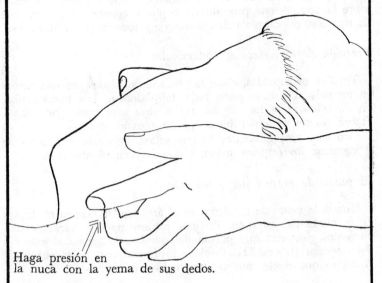

Haga presión en la nuca con la yema de sus dedos.

Procedimiento:
El paciente debe permanecer acostado boca arriba. Sujete la cabeza firmemente. Clave los dedos medio, anular y meñique en la base del cráneo. Aplique presión con la punta de los dedos. Haga girar la cabeza con suavidad. Frote los músculos tensos del cuello a partir del cráneo y hacia abajo. Descubra los nudos de los músculos; presiónelos con la yema de los dedos hasta que se aflojen. Continúe ahora frotando la frente, los párpados (los ojos cerrados) y el cuello.

Figura 27

El abdomen

Masaje abdominal

Acostado de espaldas, coloque las eminencias de las manos (parte que se encuentra entre la muñeca y la palma) en el área que está justo abajo de las costillas y haga presión hacia adentro (figura 30). Si no tiene fuerzas suficientes puede poner una mano sobre la otra. A este procedimiento puede agregar un movimiento de rotación, mientras va dando masaje a toda la pared abdominal.

Tracción de los músculos abdominales

Tendido de espaldas, clave la yema de los dedos profundamente en los músculos de la parte baja del abdomen. Jale hacia arriba, en dirección al pecho (figura 31) y vaya avanzando por tramos. Habrá puntos de dolor hasta que la tensión se relaje.

Con este procedimiento, lo que estará haciendo será levantar y vigorizar los órganos internos que hay en el abdomen.

El punto de presión del plexo solar

Hunda la yema de los dedos en el área que se encuentra debajo de la punta del esternón. Presione profundamente, haciendo movimientos giratorios que partan del ombligo y lleguen al extremo del esternón (figura 32). Presione profundamente hasta encontrar el punto que duele mucho cuando lo presionamos.

El cráneo

Presión con el pulgar sobre la parte alta de la cabeza

Para aplicar este tratamiento en usted mismo ponga la yema de los dedos sobre la línea central que se encuentra en la parte alta del cráneo, descubrirá áreas de dolor cuya existencia ni siquiera imaginaba. Dé masaje con movimientos de rotación siguiendo la línea media, desde la frente hasta la parte posterior (figura 33). Podemos alternar los movimientos de rotación con una simple presión profunda sobre cada uno de los puntos de presión del cuero cabelludo que manifiesten dolor.

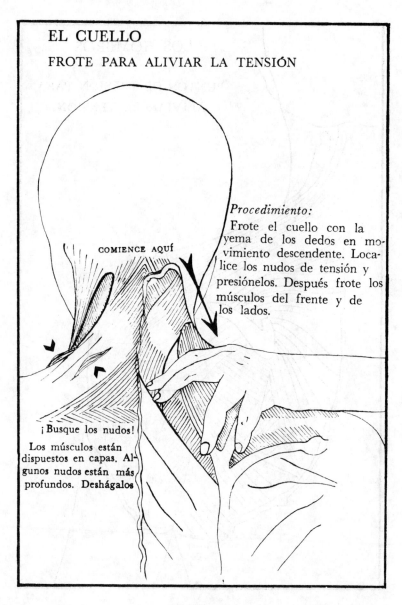

Figura 28

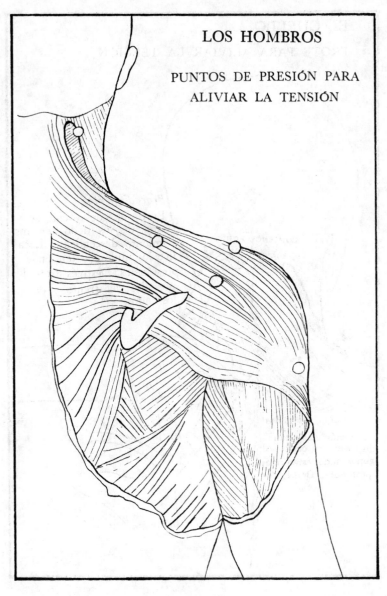

Figura 29

ABDOMEN

PROCEDIMIENTO UNO

Procedimiento:
Ponga las eminencias de las manos justo abajo de las costillas. Haga un movimiento de rotación o vibración al tiempo que presiona en dirección a la pelvis, avanzando hacia la ingle.

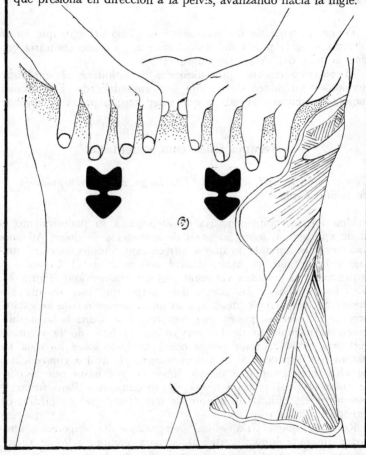

Figura 30

La cara

Frote las sienes, desde la frente hasta las orejas (figura 34), usando ambas manos. Descubra los diminutos puntos de presión que presentan dolor. Continúe el masaje hasta que desaparezca el dolor. Descanse. Relájese. Si lo desea, duerma.

Los ojos

Ponga la yema de un dedo sobre el globo del ojo, que estará cerrado. Con la punta del dedo índice de la mano contraria golpee la uña del dedo que cubre el ojo.

El objetivo de este procedimiento es estimular el suministro nervioso y sanguíneo de ese ojo en forma delicada. Esta técnica mejora la agudeza visual, lo que usted mismo podrá comprobar.

Terapia física complementaria

Cómo emplear aplicaciones de frío luego de la manipulación de tejidos blandos

Una forma complementaria de atención a su padecimiento es la de aplicar frío sobre las áreas de molestia o de dolor. Además, una vez que aprenda lo que le ofrece este complemento del masaje y la presión, ya nunca querrá prescindir de él. Consulte el esquema de la columna vertebral y el sistema nervioso (figura 7). Vea los órganos y las partes del cuerpo que este sistema alimenta. Si, por ejemplo, desea aplicar un tratamiento para los calambres de las piernas, ponga una compresa fría o una bolsa de hielo en el nacimiento de los nervios, en la base de la columna vertebral. (*Nota:* nunca ponga bolsas de hielo sobre los ojos, los pechos o el escroto). Si la piel se mancha de azul a consecuencia de esta terapia, aplique masaje sobre la piel hasta que recobre su color original y luego repita el procedimiento. Para frotar la piel se puede utilizar un guante de tela (puede ser de jardinero) mojado en agua fría.

Recuerde que el frío se usa siempre que hay hiperemia alrededor de la columna vertebral, y para comprobarlo no olvide servirse de la prueba clave, o sea, la *prueba de la reacción vasomotora espinal* del millón de dólares. Luego de inhibir esta hiper-

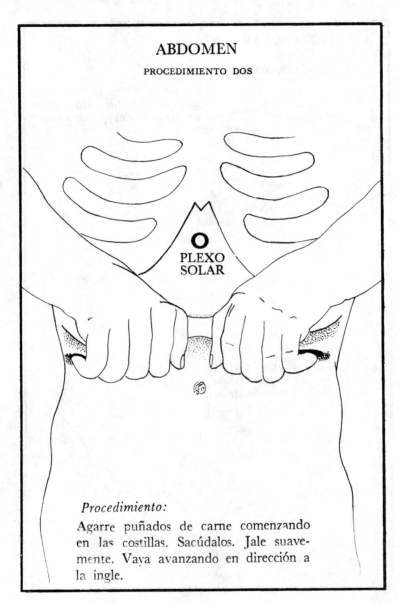

Figura 31

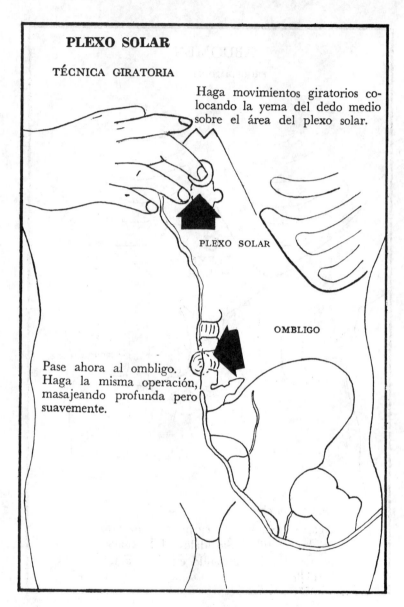

Figura 32

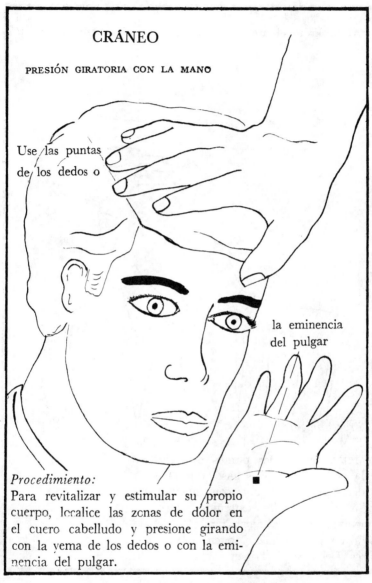

Figura 33

CARA. Frote el área que va desde los ojos hasta las orejas

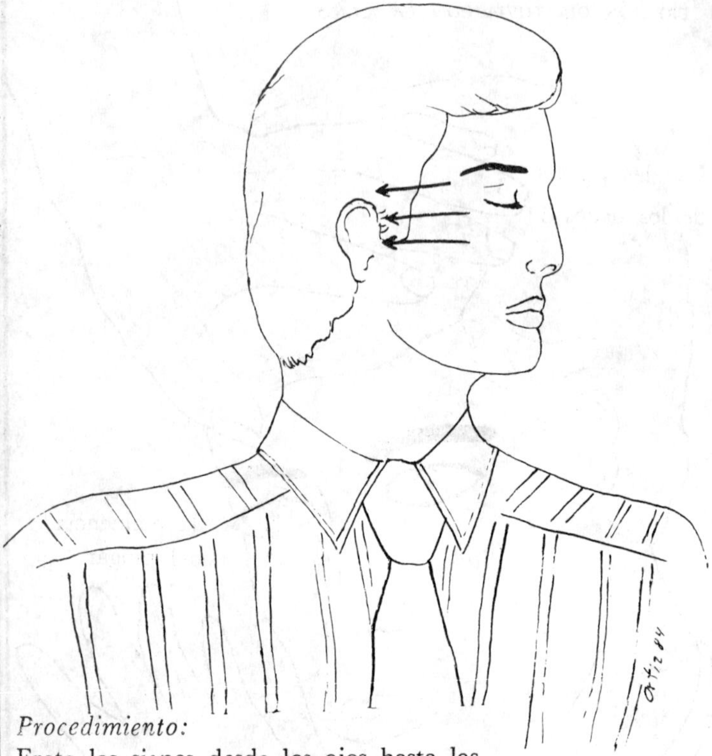

Procedimiento:
Frote las sienes desde los ojos hasta las orejas. Busque los **puntos de dolor en** la cara y masajéelos hasta que el dolor desaparezca. Presione con movimientos giratorios en los extremos interno y externo de los ojos; también debajo de ellos. Pellizque el puente de la nariz. Descanse. Relájese.

Figura 34

emia podremos utilizar las compresas frías después de aplicar la presión con los dedos.

Cómo emplear aplicaciones de calor luego de la manipulación de tejidos blandos

Utilizamos el calor cuando la prueba vasomotora da por resultado dos líneas blancas a todo lo largo de la columna vertebral. Entonces es necesario estimular, para lo cual podemos usar bolsas de agua caliente, fomentos o bolsas llenas de sal o de arena caliente.

Podemos darnos idea de la efectividad de las aplicaciones frías y calientes viendo la lista de los diecisiete padecimientos comunes que presentamos a continuación.

Diecisiete problemas de salud que podemos resolver en casa con la somaterapia

Asma

Procedimiento: aplicar calor sobre todas las vértebras torácicas y cervicales.
Duración del tratamiento: veinte minutos de frío y una hora de calor. Luego dé masaje a los músculos del cuello y de la espalda. (figuras 20 a 26, 27 y 28)
No coma alimentos pesados. Tampoco panes, pasteles, dulces o alimentos que produzcan gases. Aléjese de las emociones fuertes, de los disgustos, de cualquier cosa que lo altere. Este método alivia rápidamente los ataques de asma.

Micción nocturna

Procedimiento: aplicación de compresas frías sobre las vértebras torácicas de la parte baja de la espalda y las lumbares.
Duración del tratamiento: treinta minutos.
Repítalo dos veces a la semana. Es conveniente un baño de pies con agua fría al terminar, y un baño de esponja con agua fría cada mañana frotando vigorosamente hasta que la piel se enrojezca. Se puede tomar agua durante el día pero no en las tres horas anteriores al sueño. Relaje los músculos de la parte baja de la espalda. (figuras 13 y 22).

Bronquitis

Procedimiento: este padecimiento resulta muy molesto debido a la tos constante y dolorosa. El dolor en el pecho y la dificultad para respirar nos indican que debemos aplicar fomentos desde la cuarta vértebra cervical hasta la séptima torácica y masajear la espalda y el abdomen (figuras 21 a 26 y 30 a 32). Por lo regular la tos cede. Gracias a este método, la respiración se hace más fácil y la fiebre, si es que la hay, tiende a bajar. Aplíquese un lavado intestinal o tome un laxante para mantener libres los intestinos. Beba una limonada caliente antes de acostarse. Y antes de acostarse dese un baño de pies con agua caliente y mostaza. Aplique el tratamiento cada tercer noche.

Catarros

Procedimiento: aplicar compresas frías o bolsa de hielo sobre el área torácica superior o el área cervical.
Duración del tratamiento: treinta minutos, dos veces al día. Vaya aumentando el tiempo gradualmente hasta llegar a una hora.
Aspire agua salada (dos cucharadas de sal por litro de agua) por la nariz, eche la cabeza hacia atrás y deje que el agua escurra hasta la boca. Dé masaje sobre la espalda, pecho y abdomen; este último debe ser profundo.

Resfriados

Procedimiento: aplicación de fomentos a lo largo de la columna vertebral con toallas empapadas en agua caliente y luego exprimidas. Después masajee el cuello, la espalda (figuras 21 a 26, 27 y 28) y el área del plexo solar (figura 32). Continúe con un baño de pies en agua caliente, tome limonada caliente y métase a la cama. Si tiene fiebre, no salga de ella.
Aplique el tratamiento todos los días hasta que el resfriado desaparezca. Asegúrese de que su habitación esté bien ventilada durante la noche. Dese un baño de esponja con agua fría todos los días y después frótese vigorosamente con la toalla.

Estreñimiento

Procedimiento: dos veces al día, en sesiones de una hora, aplique una botella con agua caliente, o bien fomentos desde la séptima vértebra torácica hasta el sacro. Continúe con un masaje profundo sobre el abdomen y el plexo solar, también en los músculos de la espalda. Apliquese un enema de agua salada tibia (una cucharada de sal en una bolsa de agua tibia) al principio del tratamiento para "destapar los intestinos"; después provoque el efecto buscado recurriendo al masaje abdominal. Vigile su dieta, incluya en ella pan con salvado y vegetales con alto contenido de fibras (col, calabacitas, coliflor, calabaza, etcétera).

Calambres (en las extremidades)

Procedimiento: si los calambres ocurren en las extremidades superiores aplique calor sobre las áreas cervical inferior y torácica superior de la columna vertebral.

Duración del tratamiento: veinte minutos, todos los días.

Dé masaje al cuello, a la parte alta de la espalda (figuras 21, 24, 25, 27 y 28) y la extremidad afectada sobre el sitio del calambre (si no hay venas varicosas). En lo que hace a las extremidades inferiores, aplique fomentos desde la undécima vértebra torácica hasta la segunda lumbar.

Diarrea

Procedimiento: inhiba el área inferior de las vértebras torácicas y el área superior de las lumbares mediante compresas y/o bolsa de hielo. Aplique enemas de agua caliente con sal. Dé masaje a la espalda, cuello y abdomen con suavidad y elimine la causa de la diarrea (comida, cambio de agua, veneno, cambio de clima, crisis emocional, etcétera). Limítese a una dieta de leche hervida hasta que el problema se solucione.

Dolor de oídos

Procedimiento: ponga una bolsa de agua caliente sobre la almohada y cúbrala con una toalla caliente y húmeda. Descanse el oído afectado sobre la toalla. Luego dé masaje al cuello y los músculos de la parte alta de la espalda hasta lograr el alivio.

Gastritis

Procedimiento: la gastritis es una consecuencia de vivir en este mundo de tensiones. Para combatirla coloque fomentos sobre el plexo solar y el nervio vago, en donde hace contacto con la columna vertebral. Simultáneamente hay que aplicar compresas frías sobre el área torácica y dar masaje a las áreas del plexo solar y del abdomen (figuras 30 a 32). Recurra al tratamiento diariamente durante una hora.

Dolor de cabeza

Procedimiento: La mayoría de los dolores de cabeza se originan por la tensión. Los músculos del cuello y de la espalda deben ser los primeros en recibir masaje, pero antes se debe aplicar compresas frías durante veinte minutos e introducir las manos en un balde de agua fría. Aplique un masaje profundo sobre el plexo solar y el abdomen. Póngase una bolsa de hielos sobre la cabeza y aplique fomentos a la base del cráneo.

Después dé masaje a estas áreas y trabaje también sobre las sienes en movimientos que vayan desde la frente hacia las orejas.

Duración del tratamiento: treinta minutos cada tres días.

Recurra a un enema de agua caliente con sal, para lavar los intestinos. Cuando use este método, evite toda clase de medicinas, a excepción de una taza de café bien cargado.

Hemorroides

Procedimiento: dé un masaje profundo a las áreas lumbar y del sacro, en la parte baja de la espalda (figuras 13 y 22). Aplique el tratamiento contra el estreñimiento (consulte el párrafo correspondiente en este mismo capítulo) o contra otro factor que pueda ser la causa. Si no hay complicaciones orgánicas, este tratamiento dará buenos resultados. Camine mucho pero evite hacer grandes esfuerzos. No se siente en sitios fríos ni húmedos. No consuma bebidas alcohólicas ni alimentos muy condimentados.

Insomnio

Procedimiento: después de aplicar alternativamente fomentos y compresas sobre la columna vertebral, dé un masaje profundo a los músculos de cuello, espalda y abdomen. Cuando aplique las compresas en la espalda ponga fomentos sobre el abdomen y viceversa, alternado cada quince minutos. Dese un baño de regadera con agua caliente y acuéstese. Colóquese una compresa fría sobre el abdomen y duerma tranquilamente. Si hay estreñimiento deberá desalojar los intestinos.

Laringitis

Procedimiento: dé tratamiento al cuello durante veinte minutos con una compresa sobre la nuca y fomentos al frente, nunca use hielo; esto puede estar precedido de un enema de agua caliente con sal.

Luego de esta terapia continúe con un masaje profundo en todos los músculos del cuello, de la espalda y parte posterior del pecho.

Lumbago

Procedimiento: la parte baja de la espalda generalmente está relacionada con el lumbago y el sitio para comenzar el tratamiento con la terapia de frío y calor alternados es la zona baja de las vértebras torácicas y lumbares. Aplique compresas frías durante quince minutos y continúe con fomentos por el mismo tiempo. Después proceda a aplicar un masaje a los músculos de la parte baja de la espalda como se indica en la figura 22, empujando fuerte sobre el área de las vértebras lumbares (figura 25).

Ciática

Procedimiento: debemos liberar la tensión de todos los tejidos que se encuentran en el trayecto del nervio ciático, desde la parte baja de la espalda hasta los pies. Para calentar esta vasta superficie todo lo que tiene que hacer es sentarse en una tina de agua caliente (40 grados centígrados). A continuación, dé un masaje suave pero profundo sobre el área de las vértebras dorsales inferiores y las lumbares; también sobre las asentaderas, caderas, muslos, pantorrillas, tobillos y plantas de los pies. Descubra los puntos de dolor a lo largo de todo el trayecto y presiónelos hasta que el dolor ceda. Si se usan fomentos individuales para las asentaderas y los muslos, ponga una bolsa de hielo sobre la parte baja de la espalda y la región lumbar.

Torceduras y tirones

Procedimiento: aplique hielo durante veinticuatro horas y cada veinte minutos dé masaje al área afectada. Transcurridas las primeras veinticuatro horas, comience la terapia con calor. Las molestias ocasionadas por este tratamiento se eliminarán si cubrimos el área afectada con una venda elástica de algodón después del mismo.

Estos tratamientos basados en la somaterapia son sencillos de aplicar. No los complique agregándoles o quitándoles algo. De todos los tratamientos extraños y heterodoxos que existen, la somaterapia es uno de los más efectivos y prácticos.

CAPITULO 7

VENTOSAS Y OLEAJE DE LA PIEL PARA COMBATIR EL DOLOR

De las muchas y útiles terapias que la antigüedad nos ha legado, *las ventosas y el oleaje de la piel* para aliviar el dolor siguen siendo un sistema muy práctico de autoayuda. Este procedimiento se remonta a 3000 años en la historia de la medicina china y aún subsiste, aunque las técnicas modernas de curación lo consideran algo extraño y heterodoxo.

¿Qué son las ventosas y el oleaje de la piel?

Las ventosas y el oleaje de la piel es el método mediante el cual con la punta de los dedos cogemos la piel que cubre la parte afectada del cuerpo y la jalamos de su base para estimular los vasos sanguíneos y los nervios de un área específica. Es una forma de tonificar los tejidos blandos localmente con sorprendentes resultados. El pulgar y el índice es todo cuanto necesitamos, pero hay quienes prefieren usar una perilla de vacío. Una perilla de vacío es un pequeño recipiente de vidrio con una abertura central en la que hay una bomba de hule. Al oprimir la bomba de hule se expulsa el aire que contiene, creándose un vacío en el frasco. El sector de la piel contra el que se haya colocado la boca del frasco será succionado hacia arriba. Estas perillas de vacío se pueden conseguir en cualquier farmacia. Reciben el nombre de perillas sacaleche o ventosa de Bier. (figura 35)

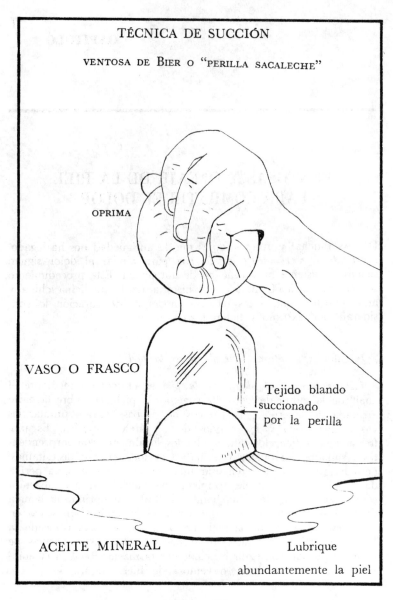

Figura 35

Materiales necesarios:

Ventosa de Bier, de 4 centímetros de diámetro, y aceite de oliva.

Técnica:

Aplique una cantidad generosa de aceite sobre el área afectada y coloque la ventosa. Oprima la bomba de succión para que la piel penetre con suavidad dentro del frasco y luego suéltela. Sujete ahora el vaso de vidrio y levántelo jalando con él la piel. No debe levantar ni oprimir las orillas del frasco. Ahora vuelva a colocar la ventosa sobre la piel, vuelva a oprimir la bombilla de hule y aquí continúa el proceso; lo que tiene que hacer es simplemente deslizar con suavidad la ventosa sobre la superficie cubierta de aceite mientras ésta continúa succionando la piel. La succión se perderá si el aire penetra en la ventosa, pues se perderá el vacío; entonces tendrá que realizar nuevamente la operación inicial. Continúe moviendo la ventosa sobre la superficie de la piel hasta que adquiera un color rosado uniforme.

NOTA: Es factible que la ventosa se suelte al pasar sobre las articulaciones o las prominencias de los huesos. En estos casos simplemente vuelva a aplicarla y comience de nuevo; la experiencia pronto le enseñará a evitar este problema. Bajo cualquier circunstancia, ¡trabaje con suavidad! Si la aplicación de la ventosa se hace con brusquedad, se romperán los vasos capilares bajo la piel y dejaremos en ella marcas azules y negras, lo cual no es peligroso pero sí desagradable.

ADVERTENCIA: Hay un factor que debe usted tomar en cuenta acerca de estos moretones. Si tiene usted una deficiencia alimentaria crónica y carencia de vitamina C, este procedimiento le amoratará la piel fácilmente. De ocurrir así, simplemente tome vitamina C (con bioflavonoides) para evitarlo.

Las ventosas y el oleaje de la piel según las técnicas irlandesa y china

El método irlandés

Los habitantes de la verde Irlanda eran famosos por la muy peculiar manera que tenían para librarse del mal. Ponían una moneda sobre el ombligo y sobre ella colocaban una vela encendida cubierta con un vaso de vidrio. Al apagarse la vela se producía el vacío y la piel era succionada dentro del vaso. Al hacerlo, se extraía el mal, arrancándolo "de las profundidades del infierno".

No tenía ningún interés en lo que al mal se refiere al tratar el caso de la angelical Janice D., pero sí me importaba su digestión imperfecta y sus alergias a las medicinas, que estaban causándole estragos en cuerpo y alma. Era necesario emplear un método que aliviara sus dolores abdominales y que, por otra parte, despertara en ella una motivación que le hiciera vencer su miedo a los doctores. Jugamos con la moneda, la vela y el vaso, con buenos resultados y el método de ventosas le fue aplicado en el abdomen. Al día siguiente sus intestinos comenzaron a moverse. ¿Puedo explicarlo? No, no puedo. Lo cierto es que funcionó. Algo heterodoxo, extraño, ¡pero funcionó! La chica ha recuperado su energía natural.

El método chino

Mucho tiempo antes de que existieran las perillas con bomba de succión, los chinos ya disponían de muchas variaciones en su técnica de acupuntura y de la práctica de apretar con los dedos la piel que cubría las áreas de dolor, para efectuar una curación. Según nos dice Stephen Palos en su excelente texto:

*El instrumento de curación original del hombre es la mano, y a ella ha recurrido siempre intuitivamente para aliviar el dolor. Cuando recibimos un golpe, una picadura o tenemos un calambre, llevamos involuntariamente la mano a la zona de dolor a fin de protegerla, frotarla o sobarla. Bien pronto descubrieron los chinos que el masaje no sólo mitigaba el dolor, o sea que sus efectos no eran exclusivamente locales, sino que descubrieron que la estimulación de ciertas áreas de la piel también afecta algunos órganos internos.**

En el curso de la historia de la medicina de Oriente, los chinos desarrollaron ocho formas distintas de masaje terapéutico que hoy en día se enseñan en las facultades de medicina de aquel país. En uno de esos métodos la piel se sujeta y se levanta en su base

---

* Palos, S., *The chinese art of healing*, Mc Graw-Hill Book Company, New York, s/f.

dérmica, como ocurre con el sistema de ventosas. A continuación se describe la forma de hacerlo.

1. *Apretón* (en chino *Na*). El *Na* se utiliza para tonificar los músculos, las articulaciones y sus tejidos subyacentes. Para hacerlo sujete la piel entre los dedos pulgar e índice; luego sacuda o bien haga vibrar o rodar la piel entre los dedos, al principio, con suavidad, pero gradualmente vaya aumentando la intensidad, hasta que llegue el momento en que la esté sacudiendo verdaderamente. Esta sacudida *(Yao-fa)* puede intensificarse cada vez más para alcanzar los tejidos más profundos. También podemos agarrar los músculos y sacudirlos vigorosamente. Este método puede aplicarse al cuello, en casos de torceduras.

2. *Oleaje*. Método que se emplea cuando la epidermis es demasiado delicada para aplicar ventosas o cualquier otro procedimiento; también se puede utilizar para complementar el tratamiento con ventosas. Consiste en levantar la piel con el pulgar y el índice de ambas manos creando así una ola de piel con sus tejidos subyacentes. Ponga esta ola en movimiento, sujetando y soltando la piel de un lado del cuerpo hasta el otro.

Se requiere de práctica para dominar este método, ya que no es fácil. Hasta que la piel no se suelte de los tejidos inferiores, habrá dolor en ellos. Pero continúe haciéndolo. La desaparición de las molestias será la señal del éxito obtenido en la aplicación de este excelente método, ya sea en nosotros mismos o en alguien más. Si usted padece de artritis, *no mueva la articulación* cuando aplique este tratamiento a la piel que la cubre.

Media hora de oleaje de la piel bastará, así que no dedique demasiado tiempo a una zona en particular. Termine el procedimiento frotando suavemente la piel o dando masaje. Si hay mucho dolor o lastimaduras, friccione o presione con mayor intensidad.

A medida que vaya aprendiendo la técnica de aplicación de las ventosas y el oleaje de la piel, irá tomando conciencia de que hay gran cantidad de tensiones en la piel y en los tejidos que están debajo de ella. Estas áreas requieren de un cuidado especial, porque son sitios en los que se han acumulado desechos o hay adherencias, y en tanto existan habrá molestias y dolores. En 1918, en la revista médica *Lancet*, de Inglaterra, el doctor Radcliff escribía: "Pasadas algunas semanas de práctica, pude localizar las áreas de dolor... después de tres semanas de tratamiento los depósitos se deshacen, desaparecen y el dolor se desvanece".

Uno de mis pacientes, John Mc L., me decía: "Puse en práctica el método de ventosas y oleaje de la piel que usted me enseñó para curarme del cuello luego de mi accidente automovilístico y la rigidez fue desapareciendo gradualmente. No podía creer que ello estaba sucediendo, ¡pero así fue!".

CAPITULO 8

CONCUSION, PERCUSION, VIBRACION, TECNICAS EXTRAÑAS DE TRATAMIENTO

Cómo emplearlas para recuperar la salud

De todos los métodos de curación extraños y heterodoxos que la humanidad ha conocido a través del tiempo, los procedimientos físicos aplicados a la columna vertebral son los que han resistido el paso de los años. Las estructuras nerviosas que entran a la columna vertebral, salen de ella de manera tan precisa que hacen posible aplicar el tratamiento específico. Parte de esta labor se realiza moviendo una vértebra para influir en el sistema nervioso, pero este procedimiento debe quedar en manos de los especialistas. Sin embargo, está en sus manos la posibilidad de influir en ese sistema nervioso mediante la *concusión*, la *vibración* o la *percusión*, aplicadas sobre la misma área. En este capítulo mencionaremos brevemente cómo hacerlo mediante una terapia que podemos aplicar en casa. Estudie cada método, apréndalo y practíquelo. Sea conservador en·cuanto a su aplicación, nunca prolongue el tratamiento por demasiado tiempo ni lo aplique con demasiada fuerza. Entérese cómo la señora Maude M. combatió el asma de su hija Julie, o cómo Howard R. se curó de su enfisema y John K. se alivió de una ciática que lo había afectado durante años. Usted podrá curarse a sí mismo o a su familia mediante un esfuerzo muy ligero, usando los mismos métodos que estas personas utilizaron. No tendrá que hacer ningún gasto. Lo único que necesita es un poco de su tiempo y decisión. Veamos cuáles son estos métodos.

La concusión... cómo realiza sus prodigios

Al principio, Maude M. se negaba a creer que la concusión pudiera hacer algo en favor de la salud y tenía todo el derecho de opinar así, porque simplemente no sabía nada al respecto. Era una persona escéptica. Cuando le expliqué en qué consistía, tenía sus dudas acerca de las virtudes de este procedimiento y simplemente no podía entender que aquello sirviera para curar a su hija. De manera que nuevamente le expliqué que la concusión consiste en golpear intensa pero suavemente, como un tamborileo ejecutado con un martillo, sobre uno o ambos lados de las apófisis vertebrales con el propósito de mitigar el dolor, curar los síntomas y enviar estímulos reflejos a otras partes del cuerpo.

¿Cómo se aplica la concusión?

Repito aquí las instrucciones que le di a la señora M.: coloque un fieltro de tres milímetros de espesor sobre la apófisis vertebral a tratar y golpee el sitio con un pequeño martillo de hule o con el nudillo del dedo medio, a razón de cien golpes por minuto. Un minuto es todo lo que se necesita. Los golpes deben ser tan fuertes como el paciente lo soporte y la intensidad de éstos debe ser la que se requiere para clavar una tachuela en una madera suave. Por efecto de este golpeteo los vasos sanguíneos se dilatarán, pero cuidado, pues se contraerán si aumentamos la velocidad. También estaremos afectando los nervios que entran y salen de la columna vertebral en ese punto en particular, y son ellos los que transportan el estímulo a los órganos y partes del cuerpo a los que alimentan. En el caso de Julie eran los órganos de la respiración.

Duración del tratamiento: *cinco minutos.*

Complemento especial que duplica los resultados

Además de la concusión, podemos aplicar la *presión digital* a cada lado de la vértebra a tratar. El punto en cuestión se halla aproximadamente a 2.5 centímetros a los lados de la proyección de la apófisis vertebral. Para aplicar esta presión es conveniente usar los pulgares.

Evidentemente, no podrá utilizar la concusión vertebral en usted mismo, pero sí puede practicarla en los miembros de su familia,

CONCUSIÓN

TÉCNICA MANUAL O CON MARTILLO DE REFLEJOS

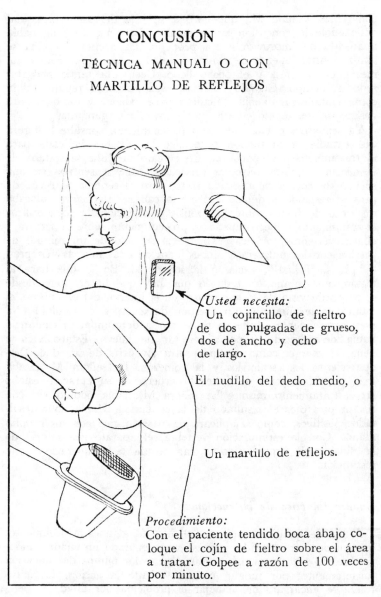

Usted necesita:
Un cojincillo de fieltro de dos pulgadas de grueso, dos de ancho y ocho de largo.

El nudillo del dedo medio, o

Un martillo de reflejos.

Procedimiento:
Con el paciente tendido boca abajo coloque el cojín de fieltro sobre el área a tratar. Golpee a razón de 100 veces por minuto.

Figura 36

como hizo Maude M., que curó a su hija del asma bronquial aplicándole la concusión en la espalda. El asma de Julie había aparecido de improviso y era peor por las noches. La niña se sentía constantemente deprimida, cansada y con frío. Sentía comezón en la nariz y el pecho lleno. Decía que sentía ahogarse todo el tiempo. Cuando la revisé, sus pulmones repiqueteaban como castañuelas. Tenía dificultad para exhalar y también para deshacerse del espeso esputo que le invadía la garganta.

Ya sea asma o cualquier otro padecimiento, consulte la figura 36. Estudie la ilustración y localice la vértebra indicada para el tratamiento por concusión. En el caso de Julie se trataba de la cuarta y quinta vértebras cervicales. Julie se sentaba en una silla de la cocina de respaldo recto, pero se sentaba al revés, de cara al respaldo y dejando colgar la cabeza. Su madre colocaba un trozo de fieltro sobre la apófisis ya mencionada para aplicar el tratamiento y luego repetía el procedimiento sobre la tercera y cuarta vértebras torácicas. Todo esto seguido de un minuto de presión con los pulgares a ambos lados de estas mismas vértebras.

"¡Es facilísimo!", exclamó la señora M. En lo que hace al tratamiento mismo, es todo lo que hay que hacer. Pero desde el punto de vista de lo que ocurre en el interior del organismo, el asunto no termina ahí. En cuestión de semanas los resultados ya eran sorprendentes. Julie ya no se sentía deprimida, su cansancio había desaparecido y podía respirar de nuevo. Estaba viva y llena de energía como cualquier otra jovencita de su edad. Desaparecieron los escalofríos y la comezón. La señora M. estaba feliz por la mejoría de Julie; la prueba de su curación estaba en el tratamiento mismo. La señora M. había podido ver con sus propios ojos el resultado de la concusión. Había dado resultados positivos, como si aplicara un pase mágico con sus propias manos. Con la estimulación vertebral el aparato respiratorio de la niña había emprendido el camino de la recuperación y la restitución.

Cuadro sinóptico de instrucciones

A fin de guiarlo en el tratamiento de algunos padecimientos que pueden ser atendidos en casa, he preparado un cuadro sinóptico de las afecciones más comunes. Use los puntos de concusión juiciosamente; por ningún motivo violente la acción. La naturaleza se encargará de manejar el problema por usted.

CUADRO DE CONCUSIÓN VERTEBRAL
(Se incluyen puntos de presión)

Padecimientos	Apófisis vertebral a golpear	Punto de presión
Abdomen (dolor)	4 y 8 T	ninguno
Dolor abdominal (menstruación)	3 y 4 T	ninguno
Brazo (entumecimiento)	7 C	ninguno
Brazo (dolor)	4 y 5 C	ninguno
Asma (bronquial)	4 y 5 C	
Micción nocturna	3 y 4 T	3 y 4 T
	5 L	ninguno
Vegija (dolor)	7, 8, 9 y 12 T	ninguno
Presión arterial (alta)	3, 4 y 10 T	ninguno
Pie (dolor)	12 T	ninguno
Antebrazo (dolor)	5 y 6 C	ninguno
Mano (dolor)	5 y 6 C	ninguno
Dolor de cabeza	2 C	en el hueco de la base del cráneo
Hipo	4 y 5 C	ninguno
Hemorragia nasal	7 C	ninguno
Resfriado (en la nariz)	7 C	ninguno
Hemorroides	1 y 2 S	ninguno
Recto (dolor)	12 T	ninguno
Hombro (dolor en el área)	2, 3 y 4 C	ninguno
Hombro (dolor en la articulación)	6, 7 y 1 T	puntos de presión alrededor del hombro

C Significa cervical
T significa torácica
L significa lumbar
S se refiere a la región del sacro

La percusión. Método extraño para alcanzar la salud

¿Cómo se hace? ¿Cuál es el procedimiento?

La *percusión* es utilizada para diversos fines curativos. Se realiza en varias formas sencillas, que son: pulsación, manotazo, palmada, tajo y golpe.

Pulsación: es un golpeteo con la punta del dedo sobre el área a tratar. Esta técnica se emplea principalmente en la cabeza y en el pecho.

Manotazo: en áreas de mayor tamaño usamos esta técnica, que consiste en un golpe sobre la piel con la mano ahuecada, de manera que produzca ruido al momento del impacto. Se utiliza para producir una estimulación fuerte.

Palmada: forma de golpeteo de los tejidos que, a diferencia del anterior, consiste en ejecutarlo con la palma de la mano bien rígida. Desencadena una reacción inmediata cuando se le emplea en las zonas del cuerpo que están frías, ya que se calientan instantáneamente a consecuencia de este estímulo.

Tajo: acción cortante que se realiza con el canto de las manos y los dedos separados. Esta técnica se usa con más frecuencia en la cabeza, pecho y espalda.

Golpe: como su nombre lo indica, consiste en hacer impacto sobre el punto a tratar con el puño parcialmente cerrado. De aplicación en los muslos y en la parte baja de la espalda, es un potente estimulador de los riñones y los órganos de la pelvis.

¿Qué hace la percusión? ¿En dónde se manifiesta la reacción?

La *percusión* es un potente estimulante de la piel y de los tejidos subyacentes. Como en el caso de la concusión vertebral, la *percusión* directa sobre la columna vertebral estimula el sistema nervioso vasomotor. Todos los órganos y partes internas del cuerpo se ven afectados de inmediato, ya que a ellos llega una nueva vida a través de los nervios estimulados por esta acción.

La *percusión* es el método más poderoso de todos los procedimientos de estimulación manual. Además de ser aplicado a la columna vertebral, también puede aplicarse sobre la región abdominal con el propósito de administrar un tratamiento a los órganos que ésta contiene.

La *percusión* tiene muchas aplicaciones. Cyriax, el renombrado especialista inglés en fisioterapia, la utiliza para curar síntomas tan extraños como el de los "miembros fantasma", que se manifiesta por una convicción en la persona a la que le fue amputado un miembro, de que aún conserva el apéndice enfermo unido a su cuerpo y padece todavía los sufrimientos que la antigua afección le causara.

Recuerdo todavía el problema de Howard R., superintendente de alcantarillado en una gran población. Había tocado en la banda de la Marina hasta que fue transferido a una zona de combate, donde el fuego de metralla lo hirió en el pecho. Más tarde comenzó a padecer enfisema. Su caja torácica se distendía a medida que su pecho aumentaba de tamaño, los alveolos de sus pulmones se desgarraron. Había perdido la elasticidad de sus pulmones después que sanaron las heridas de guerra sufridas en el pecho. Tosía y expectoraba mucho y le resultaba difícil respirar. Tomaba aire en muchas inhalaciones pequeñas y exhalaba lentamente. Le dijeron que dejara de fumar, pero no hizo caso; le dijeron que debía descansar, pero también se negó a hacerlo. Los tónicos y los estimulantes orales que el médico le recetó no surtieron efecto. En unas semanas Howard ya respiraba con más facilidad. No se curó de su padecimiento, pues su pecho dilatado no se normalizó, pero pudo continuar en su empleo que, a final de cuentas, era lo que quería. Howard me dijo: "Los especialistas me dijeron que no tenía remedio, así que, ¡qué más puedo pedir!"

La vibración. Cómo se practica

Vibración: es la acción de sacudir la piel que se transmite a los tejidos profundos; puede realizarse con una o ambas manos y tiene varios tipos: a) *vibración lateral,* b) *vibración profunda,* c) *vibración superficial,* ch) *vibración con los nudillos,* d) *sacudimiento* y e) *vibración digital;* todas ellas tienen el propósito de estimular.

Una vibración rápida con las manos es similar, en sus efectos, a la electricidad. Puede hacer que los músculos se contraigan y producir un agradable estremecimiento en la parte del cuerpo que se está tratando. Los vasos sanguíneos se dilatan y mejora la circulación. La temperatura local se eleva. Este método alivia las extremidades frías, así como el entumecimiento y el hormigueo.

Vibración lateral: se ejecuta colocando la mano de lleno sobre la piel y moviéndola, sin deslizarla, lateralmente, en uno y otro sentido. Es el método que debe usarse en las articulaciones, el abdomen y la cabeza.

Vibración profunda: se lleva a cabo poniendo los puños cerrados sobre la parte del cuerpo que debe tratarse, produciendo un movimiento de sacudimiento y de temblor. Los brazos deben mantenerse bien estirados.

Vibración superficial: el mismo método de la vibración profunda, pero de manera ligera.

Vibración con los nudillos: se ejecuta moviendo los nudillos lentamente sobre la zona a tratar para producir un movimiento de temblor y de sacudimiento.

Sacudimiento: consiste en sujetar la parte afectada del cuerpo con ambas manos y literalmente sacudirlas. Debe usarse en la cabeza y extremidades.

Vibración digital: se ejecuta clavando la yema de un dedo en el punto a tratarse, en tanto se imprime al brazo un movimiento de vibración. Utilizando las manos, la vibración se transforma en un potente medio de estimular la circulación, la actividad glandular, los reflejos nerviosos y la peristalsis abdominal.

Una forma más suave de vibración se logra poniendo la palma de la mano sobre el área afectada. Se transmite una reconfortante vibración mediante la yema de los dedos y los nudillos.

El propósito de la vibración y en qué puede ayudarle

La vibración alivia el dolor y la tensión. Reduce la hinchazón, afloja las articulaciones rígidas, distiende las adherencias, afloja las costras, estimula los nervios y libera el abdomen de gases.

John K. era pintor de casas. Como le ocurre a tanta personas de este oficio, desarrolló una dolencia en la parte baja de la espalda, las asentaderas y los muslos como consecuencia de subir y bajar escaleras. En ocasiones el dolor se extendía hasta los pies. Su padecimiento empeoraba en días fríos y húmedos. El dolor se manifestaba como algo caliente, punzante, y generalmente se hacía más intenso por las noches. Con sus propios dedos me señaló los puntos de dolor que podía localizar en sus piernas. Le dije que aquellos puntos de dolor eran un sistema de señales que la naturaleza emplea para indicarnos los sitios exactos en que hay que aplicar el tratamiento. La vibración con la punta de los dedos y la presión sobre estos puntos fue la clave para que John se liberara de sus dolores. Puso en práctica este método y a las tres semanas aquel dolor ciático había desaparecido casi por completo. Para complementar la técnica de vibración le recomendé aplicar alternativamente fomentos y compresas frías sobre la parte baja de la espalda y sobre los muslos. Después de esto debía aplicar vibración digital.

Este tratamiento se aplica en igual manera a todas las partes del cuerpo. Por ejemplo, Francine K. utilizó el sacudimiento y la vibración en su nariz, laringe y pulmones para aflojar la mucosidad adherida dentro de ellos. Cyriax dijo: "La vibración aplicada al tórax, en combinación con el drenaje postural, es de gran utilidad en el tratamiento de ciertos padecimientos pulmonares."*

---

* Cyriax, J., *Textbook of Orthopedic Medicine,* Vol. II: Treatment by manipulation and massage. Bailliere Tindal and Cassell, London, 1959, p. 70.

CAPITULO 9

LA CURACION MISTERIOSA POR MEDIO DE LAS COMPRESAS DE ARCILLA BLANCA

ADRIENNE de L. tenía eczema. No era contagioso, pero sí desagradable, molesto y crónico. En sus piernas el eczema era del tipo que expulsa líquidos; además, como estaba localizado sobre venas varicosas, sus piernas eran una gran llaga en movimiento hasta que comenzó a usar compresas de arcilla blanca y en el misterio del barro encontró la curación.

¿Por qué la arcilla tiene tan alto poder curativo?

Por qué la arcilla es tan benéfica, por qué cura, refresca y hace que las materias de desecho acumuladas bajo la piel se eliminen, no lo sé. Lo que sí sé es que las compresas de arcilla blanca, versión moderna del antiguo baño de lodo, fueron para Adrienne de L. como un regalo celestial.

Después de la aplicación de arcilla blanca sobre sus piernas, lo primero que Adrienne notó fue su efecto refrescante. En segundo lugar notó que, a medida que se iba secando, la compresión se distribuía de manera uniforme. Expresó que sentía como si trajera puestas unas medias de hilo de Escocia, pero sin tener comezón. Me dijo: "Tal vez no lo crea, pero en realidad puedo sentir el momento en que el calor y la inflamación salen de mis piernas".

Al examinarla descubrí que la excrecencia que le brotaba del eczema, y que antes le escurría hasta los pies, había desaparecido. ¡Qué diferencia! Antes sus piernas estaban llenas de nódulos por las venas varicosas, consecuencia de sus múltiples embarazos, pequeños tramos de sus venas se habían transformado en tortuosos depósitos de sangre estancada. Cada una de sus piernas era como una fosa séptica que contenía aproximadamente un litro de sangre estancada. A consecuencia de ello, la piel y los tejidos subcutáneos se desgarraron e inflamaron. Tenía acidosis, anoxemia, y un estado general de presencia de desechos. Era inevitable que este depósito de materia de desecho buscara salida en varios sitios expulsando el contenido de la destrucción varicosa.

Comenté con Adrienne la posible necesidad de recurrir a la cirugía; ella me dijo que ya le habían practicado dos operaciones en las que le habían extirpado secciones de su sistema safeno (venas exteriores), que había estado en las más famosas clínicas dedicadas a las enfermedades circulatorias para atenderse mediante un tratamiento de inyecciones en las venas, que le habían puesto botas mecánicas y que en dos ocasiones le habían hecho trasplantes de piel. Al ver aquellas gruesas y deformes piernas rezumando fluidos me sentí enfermo. ¿Qué podía hacer? Movido más por la desesperación que por ninguna otra cosa, le sugerí las compresas de arcilla blanca.

No sé si usted haya oído hablar de las propiedades curativas de la arcilla blanca y otras tierras vírgenes. Pero la arcilla ha sido, durante siglos, la misteriosa sustancia utilizada en el tratamiento de la congestión, tumores, heridas y padecimientos de la piel. Para Adrienne esto parecía ser su último recurso porque ya había probado todo, incluso el profundo amor de su esposo, que cargaba con todos sus gastos.

¿Cómo se aplica la arcilla blanca?

Luego de envolver cuidadosamente el área afectada con varias capas de tela o gasa esterilizada, mezcle la arcilla blanca con agua preferentemente de lluvia hasta alcanzar la consistencia de una pintura espesa. Aplique entonces, con una brocha o con las manos, una cantidad generosa sobre las gasas. La aplicación con las manos resulta poco recomendable debido a lo sucio de la operación. Aplique dos o tres capas y déjelas secar.

Cuando ha habido fiebre, se puede envolver todo el cuerpo cubriéndolo de arcilla hasta el cuello. Esta arcilla deberá permanecer por un mínimo de seis horas.

¿Qué le ocurre a la piel?

La arcilla aparentemente actúa como un secante que al tiempo que se va secando absorbe los desechos líquidos almacenados en la piel y debajo de ella. Algunas personas refieren este hecho como la acción de "extraer el veneno", y en realidad eso es lo que ocurre: los desperdicios tóxicos salen a través de los poros de la piel. Este poder de atracción se nota inmediatamente a medida que la arcilla comienza a secarse.

Los furúnculos, fístulas malignas y otras afecciones que no se han podido curar, se deben abrir para que expulsen su desagradable contenido, vaciándolo en las vendas. Al término del tratamiento todo se tira. La piel deberá limpiarse, con agua y jabón o con alcohol. El baño de regadera es preferible.

En el caso de Adrienne, al quitar la arcilla, dejó al descubierto una piel de color rosa pálido y de apariencia sedosa. Las repugnantes llagas que tenía habían empezado a sanar y aparecían ya pequeñas islas de granulación (curación) en su piel. Dijo sentir como si le hubieran quitado una enorme presión de las piernas. Al quitar la compresa de arcilla me sorprendió comprobar que las venas varicosas se habían mejorado, y cuando Adrienne se ponía de pie ya no se abultaban como antes. Y lo mejor de todo fue que con tratamientos posteriores de arcilla blanca, sus venas se redujeron progresivamente. Desapareció también la inflamación y la exudación del eccema. La curación se había llevado a cabo y sus piernas dejaron de ser algo desagradable.

Las compresas de arcilla tienen muchas aplicaciones

Bernard Mc Fadden, en su *Encyclopedia of Physical Culture*, nos habla de cierta escuela de médicos en Europa que practican la hidropatía, que se refieren al lodo como "la medicina natural" que combate enfermedades y elimina desechos del cuerpo, y que los mismos efectos pueden lograrse si se cubre al paciente con arena caliente porque la transpiración resultante actuará como depurador del organismo. Así se puede aliviar el reumatismo, las torceduras y lastimaduras. Nos advierte que no debemos meter a un paciente dentro de tierra fría y húmeda durante un periodo largo debido al efecto de disminución de la temperatura y reitera particularmente que un lodo no esterilizado nunca deberá tocar las heridas abiertas o las llagas dado el peligro de contraer infecciones; y que los paños húmedos con agua caliente o fomentos son una alternativa satisfactoria.

Cómo librarse de los dolores de cabeza con las compresas de arcilla blanca

La aplicación de una compresa de arcilla blanca sobre la frente y la nuca aliviará el dolor de cabeza. Asimismo las molestias del pecho y abdomen pueden calmarse aplicando compresas de arcilla sobre estas áreas. En la misma forma aliviamos los calambres de las piernas, los dolores de espalda y las inflamaciones. Todo lo que hay que hacer es aplicar las compresas y dejar que la arcilla se seque. También podemos emplearlas contra las picaduras de insectos; la inflamación se reduce y se alivia el dolor.

En la actualidad Adrienne de L. hace una vida normal, como cualquier otra persona; ya no tiene las piernas hinchadas y aquel líquido ha dejado de brotarle y desaparecieron sus llagas. Ha vuelto a cuidar de su familia sin sufrir las penalidades de aquellas desagradables venas varicosas y el eccema que las acompañaba. Tiene cicatrices que muestran el sitio en que estaban las úlceras, pero sus piernas están curadas. ¿Por qué? ¿Acaso se debió al poder de absorción de la arcilla? ¿Fue simplemente que este método de tratamiento extraño y heterodoxo actuó a manera de una bota de compresión sobre sus piernas para aliviar el padecimiento? Como dije antes, no sé cómo ¡pero funciona!

¿En dónde se consigue la arcilla blanca?

Las tiendas de alimentos naturales son los proveedores habituales. En ella encontrará arcillas de otro tipo que pueden ser sustitutos ideales de la aquí tratada, como la comúnmente conocida como barro o lodo.

CAPITULO **10**

HIDROTERAPIA, EL EMPLEO DEL AGUA PARA CONQUISTAR LA SALUD

La salud está al alcance de su mano y usted dispone de la habilidad de utilizar la *hidroterapia* no sólo para combatir la enfermedad sino para prevenirla. Puede utilizarla en la privacía de su hogar a muy bajo costo o a ninguno, simplemente usando instrumentos que tenga en casa. Si se aplican con mesura, todos los procedimientos de la hidroterapia son absolutamente seguros para emplearlos y conquistar la salud en toda su plenitud.

Recuerde que únicamente la naturaleza cura; sólo ella restituye la salud sirviéndose de la magia de los propios procesos del cuerpo. Y lo hace ayudando, estimulando o sedando el cuerpo, para que éste se cure a sí mismo. Por todo esto la *hidroterapia* es, sin lugar a dudas, la ruta acuática que conduce a la salud. ¿En qué consiste la *hidroterapia*? ¿Qué hace? ¿Por qué tiene tanto éxito? Veamos por qué.

Nueve aplicaciones mágicas de la curación natural

La hidroterapia:

1. Estimula las glándulas endocrinas (tiroides, pituitaria, suprarrenales, testículos, ovarios, etcétera), que son las centrales de energía del cuerpo y contribuye a normalizar su funcionamiento.

2. Ayuda a deshacer las obstrucciones y presiones locales en los vasos sanguíneos, nervios, vasos linfáticos y órganos del cuerpo con los que se comunican y que controlan. Alivia las molestias y

dolores de la tumefacción, rigidez, torceduras, tensiones, tumoraciones, cambios de temperatura, inflamación y acumulación de impurezas.

3. Activa los órganos de purificación y eliminación (hígado, riñones, intestinos, pulmones, piel, etcétera) para que se lleve a cabo la limpieza del cuerpo.

4. Enriquece la química del cuerpo con los fluidos mismos de la vida, conservándonos inmunes a la enfermedad y al envejecimiento.

5. Regula la circulación sanguínea y afina el intrincado sistema nervioso del organismo. Ejerce una gran influencia sobre la glándula maestra llamada *medulla oblongata,* que se encuentra en la base del cerebro.

6. Reduce el exceso de acidez gástrica y el exceso de alcalinidad al establecer el equilibrio de ácidos y bases tan importante para la salud.

7. Ayuda a eliminar cualquier foco de infección.

8. Contribuye a lograr la tranquilidad, tanto mental como corporal, porque regula los tejidos y los vuelve a su estado original.

9. Es un recurso tangible para liberar las tensiones. Mediante la terapia del agua no sólo se curará sus molestias, dolores y lastimaduras, sino que también combatirá la tensión emocional. Mediante la hidroterapia, aplicada por el individuo que desea y necesita ayuda, se alcanza una óptima manifestación e intensificación de la capacidad sexual.

Dado que la hidroterapia puede ser algo nuevo para usted, es factible que al principio dude de sus efectos. Considerará los métodos que este libro le ofrece como extraños y heterodoxos, tiene todo el derecho de hacerlo. No crea nada anticipadamente. *¡Hágalo!* Utilice la magia del agua y ayude a la naturaleza. Observe lo que ocurre. Se sorprenderá con los resultados obtenidos. Quedará pasmado por el éxito que usted mismo alcanzará. Podrá realizar sus propios pequeños milagros de salud, a lo que tiene todo el derecho del mundo.

Un ama de casa recurre a la hidroterapia
cuando todo lo demás falla

El esposo de la señora R. decía que ella era hipocondriaca, que le encantaba estar enferma y ella misma causaba sus padecimientos. Pero para la señora R. sus molestias y dolores eran algo muy real. Era sincera cuando me decía que su corazón le hacía perder el aliento y sentirse cansada y mareada. Se quejaba de un dolor en el pecho señalándome el sitio exacto en que se localizaba y decía que el dolor se presentaba cuando ella estaba en tensión (ya sea por ira, preocupación, ansiedad, etcétera). Me dijo que se le congestionaba la cara, le temblaban las manos y se sentía desmayar. Le faltaba el aire, de modo que difícilmente podía respirar y suspiraba constantemente.

Familiarizado con la medicina natural como lo estoy, le dije que iniciara un tratamiento de baños de asiento con agua fría y en unas semanas su problema estaba resuelto. ¡No era hipocondriaca! Simplemente respondió a la hidroterapia, ¡y la naturaleza se encargó de sanarla! ¿Cómo ocurrió esto? ¿Cómo funciona la hidroterapia?

Los efectos de la hidroterapia en la médula espinal y en todo el sistema nervioso

Cuando aplicamos agua caliente o fría sobre la piel y el área de la columna vertebral, afectamos inmediatamente la médula espinal, y por ende, a los nervios conectados a ella y al cerebro. Esta maravillosa estructura electrónica del cuerpo humano llamada sistema nervioso simpático reacciona de inmediato a la aplicación del estímulo del agua, ya sea mediante un contacto muy sutil, con un rocío rápido y violento o con fricciones. ¿Qué es el sistema nervioso simpático? Es una estructura nerviosa que desciende por la espalda, a ambos lados de la columna vertebral, y se conecta con cada órgano y parte del cuerpo ejerciendo control sobre ellos. Si estimulamos este sistema, por el efecto de acción y reacción, estaremos estimulando automáticamente todo lo que éste controla; y si lo sedamos, todo lo que controla se calmará. Si lo irritamos, la reacción no se hará esperar. Es una estructura maravillosa y todo lo que usted tiene que hacer es aprender a usarla.

Efectos específicos del agua fría y caliente

Si aplicamos agua fría (o una bolsa de hielo) sobre la nuca y la base del cráneo, aumentaremos inmediatamente el suministro de sangre al cerebro, se incrementa la circulación en brazos y manos y además, aumenta la presión sanguínea en los individuos que la tienen baja. Una bolsa de hielo colocada sobre la parte baja de la espalda aumenta la circulación de las extremidades inferiores. Mediante este procedimiento podemos calentar las manos y los pies, inclusive, eliminar esa sensación de frío que se siente en la propia columna vertebral. El calor produce efectos contrarios. Si aplicamos calor sobre la parte baja de la espalda las extremidades se enfrían, desaparece de ellas la sensación de calor y ardor. Tales son los efectos de una acción nerviosa refleja. Es el sistema nervioso simpático puesto en acción. ¡Aprenda estos hechos simples y sencillos y estará en camino hacia la salud y hacia una vida más duradera!

Hechos sorprendentes que lo ayudan a restituir la salud

El secreto de la terapia mediante el agua reside en el hecho de que su temperatura afecta el sistema nervioso. Al estimular los nervios periféricos y ejercer una acción refleja en el cerebro y en el sistema simpático actúa a manera de tónico, aumenta la vitalidad, incrementa todas las formas de eliminación y puede utilizarse para curar una fiebre mediante un procedimiento natural.

Un tratamiento alterno con agua fría y caliente es un excelente estimulante para la columna vertebral si tenemos siempre presente que *las aplicaciones breves de frío estimulan y las aplicaciones prolongadas de frío deprimen.* Una breve aplicación de frío sobre la nuca estimula la vida sexual. Pero si esa técnica se prolonga, la vida sexual se inhibe, se apaga. Gracias a este sencillo procedimiento podrá controlar no sólo las estructuras básicas con las que nació, sino que controlará también la salud.

Examinemos ahora algunos padecimientos del sistema nervioso que podemos atender en casa mediante la terapia de agua fría y caliente. Utilice estos procedimientos adecuadamente y su vida cambiará, como cambió la mía cuando los puse en práctica. Veremos la depresión, neuralgias, neurastenia, neuritis y traumatismos nerviosos de la columna.

Utilización del poder estimulante del agua
para curar la depresión

En toda familia hay alguien que tarde o temprano se ve afectado por la depresión y la melancolía. Con el uso de los tranquilizantes esto ha disminuido en gran medida; pero como usted bien sabe, una supresión mediante drogas no soluciona nada, sino que enmascara el problema existente y conduce a mayores complicaciones. Como resultado de ello, cada día hay más personas, como también más médicos, que están regresando a los remedios naturales y a las terapias como la del agua. Es un movimiento de retorno a "las buenas épocas de antaño", cuando la hidroterapia era un tratamiento muy común.

¿Cuál es el tratamiento para la depresión? Presento aquí el método europeo, que utiliza el agua por sus efectos relajantes, su estímulo tonificante y su capacidad de normalizar el metabolismo, estimular la circulación e incrementar la eliminación, por sus efectos en los órganos abdominales, los pélvicos y el cerebro. Debido a estos efectos el agua es excelente como medio terapéutico para combatir la ansiedad y la depresión cuando los mecanismos del cerebro y del cuerpo se entorpecen a causa de la congestión mental. El agua realiza un pequeño milagro al combatir la depresión mental; esto pude comprobarlo en mi propia casa, cuando era niño. Me gustaría relatar cómo mi abuelo hizo posible que mi abuela superara una terrible crisis, gracias a sus antiguas costumbres europeas.

La hidroterapia estabilizó el "cambio de vida" de mi abuela y logró que volviera a sentirse bien

Mi abuela cruzaba por un extraño periodo de su vida; tenía mucho calor y un minuto más tarde tenía frío. Su rostro estaba congestionado y su carácter era irritable. Pero principalmente, veía cosas que no existían. Oí a los mayores comentar que mi abuela atravesaba por "el cambio de vida", lo que me parecía muy misterioso. No tenía idea de lo que significaba "el cambio de vida", pero sí pude ser testigo de lo que mi abuelo hizo para ayudarla. Todas las mañanas la bañaba con agua fría y la hacía caminar al aire libre. Después de cada baño de tina en agua fría seguido de su correspondiente caminata, hacía que ella durmiera la siesta. Por las tardes mi abuelo se sentaba pacientemente al lado de la gran bañera de madera dentro de la cual estaba mi abuela, con el agua caliente hasta la barbilla. Una tina de agua fría en las mañanas y otra de agua caliente por las tardes, y la paciencia dio sus frutos. Un día mi abuela volvió a llamarme por mi nombre. Había una hermosa sonrisa en aquel rostro surcado de arrugas, ya no estaba irritable y su carácter dejó de ser irracional. Siguió adelante con el tratamiento de agua, su depresión se extinguió y desapareció su apatía, la abandonó la melancolía y dejó de tener alucinaciones. ¡Mi abuelo había vuelto a triunfar con su cura de agua!

Cómo eliminar la neuralgia

Neuralgia significa, sencillamente, dolor en un nervio. Kenny K. me dijo que cuando sus dolores empezaron se le enrojecía la piel justo encima del área de dolor; en ocasiones aquella parte del cuerpo se le entumecía pero el dolor seguía manifestándose localmente. Sin embargo, a veces estos dolores se irradiaban. Los dolores neurálgicos, como en el caso de Kenny, aparecen con mayor frecuencia en los nervios de la cara, dientes, cuello, costillas, abdomen, parte baja de la espalda y muslos. Si el tratamiento debe ser con agua fría o caliente depende de la parte del cuerpo afectada y de la duración de esta afección. Para simplificar lo que tiene que hacer a este respecto, he aquí un método resumido.

Su programa diario:

Procedimiento:

Mañana:

Baño de aire caliente (baño turco) en la cara tomado en casa, acompañado de lámpara de rayos infrarrojos. La lámpara deberá colocarse a una distancia mínima de 45 centímetros de la cara y su aplicación deberá durar de diez a quince minutos. Se puede conseguir el mismo efecto exponiéndose directamente a los rayos del sol o sentándose frente a la chimenea. A continuación dese una ducha estimulante en todo el cuerpo, incluyendo la cara.

NOTA: *No se frote la piel después de una aplicación de calor por irradiación.*

Advertencia: *No aplique calor por irradiación a todo el cuerpo. En especial tratándose de personas con padecimientos del corazón, riñones, pulmones o con presión alta. Pueden presentarse reacciones violentas y en ocasiones peligrosas. Este hecho se ha puesto de manifiesto por el número de muertes que cada año ocurren en los baños turcos.*

Tarde:

Aplicar fomentos sobre la cara durante diez minutos. También en esta ocasión continúe con un baño rápido de regadera con agua fría. Esta vez friccione suavemente el área de dolor.

Noche:

Aplicar fomentos durante una hora, seguidos de ducha fría con fricción sobre la zona de la molestia. Frote vigorosamente con una toalla o guante áspero.

Hay otras clases de neuralgias

Además de las neuralgias faciales, está también la neuralgia braquial (en el hombro y brazo), neuralgia intercostal (entre las costillas), lumbar (en la parte baja de la espalda), abdominal, y neuralgia del nervio ciático. Para tratar cada una de ellas de la manera más efectiva utilice la ducha escocesa alternando agua fría y caliente. Hasta la ciática mejorará.

Cómo combatir la ciática con la ducha escocesa

Procedimiento 1. Rociar con agua caliente o ducha escocesa el área de dolor de la espalda, asentaderas, muslos o piernas, es uno de los procedimientos más efectivos que puede emplear. El agua deberá estar tan caliente como la pueda tolerar, pero sin que llegue a quemarle. No interrumpa la aplicación y procure que el rocío se mueva de un sitio a otro para evitar la excesiva acumulación de calor sobre algún punto específico. Aplique el tratamiento de las caderas hacia abajo durante un periodo de dos a cinco minutos. Inmediatamente después aplique una ducha fría a todo el cuerpo, de no más de cinco o diez segundos ¡Nada más! Repita el procedimiento por lo menos tres veces en cada sesión: calor-frío, calor-frío, calor-frío, y luego acuéstese. También se obtienen excelentes resultados si nos sentamos debajo de una tienda de mantas o de una sombrilla y ponemos agua a hervir dirigiendo el vapor directamente sobre el dolor ciático. Después de la aplicación del vapor (cinco minutos), dese inmediatamente una ducha fría o un baño de esponja con agua helada sobre el área afectada, o bien pídale a alguien que rocíe agua helada sobre el área de dolor o que lo frote con alcohol.

Otro método excelente para tratar la ciática

Procedimiento 2. Baños parciales con agua caliente de una duración aproximada de treinta minutos. El agua deberá tener una temperatura de 43 a 46°C y el agua de la tina deberá llegar a la altura del ombligo. Termine el baño parcial de agua caliente con una ducha de agua fría y séquese rápidamente con una toalla áspera. El secreto del tratamiento consiste en que, cuando comienza a haber muestras de mejoría y el dolor del nervio disminuye, *no debe* interrumpir el tratamiento. Siga aplicando la terapia por lo menos durante una semana más. Podemos emplear el baño parcial de agua caliente alternándolo con la ducha escocesa.

Procedimiento 3. Retención de enemas calientes. Este método suele aliviar el dolor ciático rápidamente. Si desea mejores resultados, llene con agua caliente (no más de 49°C) una bolsa para irrigaciones. Aplíquela lentamente tendido de espaldas o de costado en el piso del baño. Si tiene espasmos abdominales, apriete la válvula para cortar el flujo del enema. Descanse. Relájese. Utilice una cánula rectal flexible. No coloque la bolsa de agua a demasiada altura (bastarán unos treinta centímetros por arriba del nivel del cuerpo, acostado sobre el suelo); esto disminuirá la fuerza de la gravedad. Al agua debe agregarle una cucharada de sal de mesa.

NOTA: *Al aplicar el enema de retención acuéstese sobre el lado del cuerpo en que está el dolor y retenga la solución tanto tiempo como pueda. Este tratamiento no sólo disminuye el dolor sino que mejora la digestión y elimina desechos.*

Combata la neurastenia con la hidroterapia

Existen muchas causas, algunas de ellas muy complejas, que originan la neurastenia, y su médico es quien mejor puede determinarlo. Pero los motivos principales son los siguientes: demasiado trabajo, tensiones, y preocupaciones. El individuo que sufre de neurastenia es el que siempre está sometido a un excesivo esfuerzo, mental y/o físico. Una estrella de cine que tuvo neurastenia comenzó precisamente así. Por otra parte, también puede tener su origen en la enfermedad de algún órgano, sobre todo en aquellos que están en la región de la pelvis. La técnica más efectiva que conozco para combatirla, y que se puede aplicar en casa, es el descanso y la hidroterapia. Para orientarlo a este respecto, reproduzco a continuación el programa clínico que debe observar.

La técnica Cerney para curar la neurastenia

Procedimiento

Temprano. Baño completo con agua tibia (32 a 35 grados centígrados). Duración del tratamiento: quince minutos. Sumérjase hasta la barbilla y relájese. Continúe con una ducha rápida de agua fría y séquese enérgicamente. El factor primordial es que cada mañana la temperatura del agua debe ser menor, y después de una semana debe alcanzar aproximadamente 18 grados centígrados; cuando el agua haya llegado a esta temperatura ya no habrá necesidad de tomar la ducha fría a continuación. Sólo séquese con una toalla áspera y camine desnudo por unos momentos antes de vestirse. Su desayuno debe consistir en cereales, frutas y pan tostado, masticando todo muy bien antes de tragarlo. Tome leche y haga ejercicio cada mañana. Realice trabajos manuales y camine al aire libre. Todas las mañanas camine descalzo sobre el pasto húmedo; cinco minutos serán suficientes. Frótese los pies vigorosamente antes de ponerse los calcetines y los zapatos.

A media mañana. Baño de asiento hasta media cadera (32 grados centígrados); debe durar cinco minutos, durante los cuales se debe aplicar agua fría con una esponja o frotarla subiendo y bajando por la columna vertebral. Este baño parcial de media mañana se puede alternar con un baño de pies con agua fría. En cualquier caso, deberán estar seguidos de una ducha rápida con agua fría, fricción vigorosa con la toalla y media hora de descanso.

NOTA: *deberá comer su alimento principal a mediodía. No coma especias, sopa, pescado o carne; limítese a las frutas y vegetales. Después de la comida de mediodía tómese una hora de descanso.*

A media tarde. Baño de pies en agua fría por cinco minutos. Continúe con algún ejercicio violento durante media hora e inmediatamente después tome un bocadillo de fruta y leche.

NOTA: *su comida de la tarde deberá ser la más ligera; consistirá en pan tostado de trigo integral, huevos, leche y una ración pequeña de carnes frías.*

Noche. Compresas en el abdomen, acostado en la cama. Duérmase temprano (8:30 a 9:00 p.m.), bien cubierto y en una habitación ventilada. Al ir avanzando este programa de tratamiento notará cómo desaparecen las molestias del pecho y del plexo solar y cómo el corazón acelerado empezará a tranquilizarse. De pronto tomará conciencia del hecho de que está más en paz con el mundo y con las personas que lo habitan. Se sentirá mejor, mental y físicamente. Dormirá mejor; lo sé. He visto cómo esta técnica ha obrado maravillas en los pacientes que he atendido durante más de un cuarto de siglo y probablemente hará lo mismo por usted. Únicamente obedezca las reglas.

La magia del agua para curar la neuritis

El tratamiento para la neuritis (inflamación de un nervio) afecta de manera distinta a cada persona. En otras palabras, lo que es bueno para unos es malo para otros. Hay quienes responden bien a la terapia del frío y hay quienes al calor.

John M. descubrió que lo mejor para su neuritis eran las compresas. John trabajaba en una laminadora muchas horas extra dedicando mucho tiempo a cargar y a acarrear. Antes de empezar a utilizar la magia de la hidroterapia, John tenía punzadas en las extremidades y en ocasiones el dolor era insoportable. Me dijo que el dolor empeoraba por las noches y cuando había cambio de clima; además, a veces se le torcían los músculos y en ocasiones le dolían con sólo tocarlos. En las zonas de dolor tenía áreas de enrojecimiento que también transpiraban y en una ocasión había tenido herpes alrededor de las costillas. Dijo que había perdido peso y se sentía débil. Todo aquello había comenzado en los dedos de las manos y los pies, fue entonces cuando iniciamos su tratamiento a base de la magia del agua. Después de la tercera sesión John daba muestras de mejoría. Para determinar si es mejor para usted el método de agua fría o el de la caliente haga un pequeño experimento. De él dependerán los resultados que obtenga.

Procedimiento

1. Baño regional caliente (se aplica a una parte mientras el resto del cuerpo se mantiene cubierto). Pida a alguien que lo ayude a bañarse con una esponja, una porción del cuerpo por vez, y después a cubrir cada parte bañada. Al terminar de bañarse de esta manera, dese una ducha fría y rápida, luego séquese frotándose vigorosamente con una toalla áspera. Como complemento de este baño exterior, apliqúese un enema. Tenga presente que, tratándose de la neuritis, los resultados son extremadamente

lentos. No obstante, algunas personas responden simultánea e instantáneamente a este tratamiento; espero que usted sea una de ellas.

2. Compresas; que deberán aplicarse directamente sobre el área del nervio inflamado. Si nota que el frío intensifica el dolor ya existente utilice el procedimiento de baño caliente regional.

En el caso de Johnny M. el hormigueo y las punzadas desaparecieron con este procedimiento. Siguió todas mis instrucciones relativas a los ejercicios sencillos y nunca olvidó que debía someter sus articulaciones y músculos a todo tipo de movimientos. Además de agregar una cantidad adicional de proteínas a su dieta' (cápsulas o grageas de aminoácidos que se pueden obtener en las tiendas de alimentos naturales), debía complementarla con vitamina B (tiamina), vitamina C y levadura de cerveza; tomándolas diariamente, tres veces al día (para prevenir un daño definitivo en los músculos a consecuencia de la inflamación de los nervios), debía seguir esta rutina día tras día.

Johnny ha dejado de padecer dolores neuríticos. El secreto de la terapia del agua para combatirlos, radica en recordar que el exudado (fluido de los tejidos) que se acumula alrededor de un nervio inflamado puede incrementarse aplicando frío. En algunas personas puede haber un aumento de dolor; pero en otros individuos, por el contrario, el calor absorbe estos exudados y reduce la presión hidrostática que causa el dolor. Cuando hay una neuritis múltiple (dolor en varios sitios) recurra a baños calientes prolongados con sal de Epson (sulfato de magnesio). Mantenga la temperatura del agua a 49 grados centígrados, por un periodo de una a dos horas. Acto seguido tome una ducha rápida de agua fría y friccione vigorosamente con una toalla áspera. Descanse tanto como pueda.

Traumatismos del sistema nervioso

Los médicos decían que el niño terminaría en una silla de ruedas... pero...

Después que el pequeño Michael K. se cayó del manzano de su jardín golpeándose en la espalda, los médicos pronosticaron que era casi seguro que terminaría sus días en una silla de ruedas. Como podrán imaginar, sus padres estaban desesperados. Los médicos dijeron que no había posibilidades de que volviera a la normalidad, ya que los nervios espinales y simpáticos del niño habían sufrido un daño irreparable y su cuello tenía lesiones irreversibles. Había perdido el movimiento en ambas extremidades, pero sentía dolor. De hecho, el dolor iba en aumento a pesar de todas las medicinas que se le administraban. Sus diminutos músculos se contrajeron, tenía los ojos hundidos a consecuencia de la falta de sueño y la desnutrición, pues se negaba a comer. Sus padres, desesperados al verlo consumirse, iniciaron su peregrinaje por los hospitales, consultando más médicos, recurriendo a más exámenes. Cuando ausculté al pequeño les dije que sólo Dios podría realizar el milagro que esperaban, pero que tal vez parte de aquel milagro podría llevarse a cabo por medio de la hidroterapia y que, con la gracia de Dios, volvería a caminar.

Pero aquel montoncito de huesos y piel inmóvil estaba destinado a gozar de mejores días. Después de los rayos X y otro tipo de pruebas, excluí la posibilidad de complicaciones, manipulé algunos huesos del cuello del niño y comencé mi terapia a base de agua para hacer que Michael volviera a caminar.

Lo primero que hice fue meterlo en una tina llena de agua tibia (32 a 35°C) y lentamente fui bajando la temperatura hasta llegar a los 15.5°C; saqué casi toda el agua de la bañera y, otra vez con lentitud, volví a subir la temperatura, esta vez hasta 40.5°C. El chico no se movía, tenía los ojos cerrados y su cara, extremadamente pálida, contrastaba con el esmalte azul de la tina.

Me incliné para cargarlo fuera de la tina, lo puse boca abajo sosteniéndolo con un brazo y rocié su columna vertebral con agua helada, produciendo así un efecto punzante y sorpresivo. Su cuerpo ni siquiera saltó al impacto del frío, pero su piel sí reaccionó, y aquello constituyó el primer indicio alentador. ¡El sistema nervioso del niño no estaba muerto! Empezó a manifestarse un agradable enrojecimiento. Lo froté vigorosamente, lo envolví para abrigarlo y lo metí en la cama ante la mirada de sus padres. También estaba presente su tía, una de esas personas que parecen ser heraldos del Juicio Final, mirándome con desaprobación manifiesta. Después de todo, los grandes especialistas habían dicho que no volvería a caminar y ella estaba absolutamente segura de ello, y así lo había predicho desde el principio.

Pero por alguna razón el Juicio Final no se presentó y ocurrió precisamente lo contrario. ¡Aquella agua era un milagro! A la mañana siguiente pasé a ver cómo estaba Michael. Le toqué la frente, su temperatura era normal. Abrió los ojos y enfocó la mirada. Sonrió. Le hice algunas pruebas de reflejos, le pedí que moviera los dedos de las manos y los pies y los sacudió. Levantó la vista hacia su madre. Sus brazos y sus piernas se levantaron lentamente. Las lágrimas corrían por las mejillas de la madre cuando se acercó a abrazar al niño. Gracias a otro milagro de la hidroterapia se abría un nuevo horizonte para aquella familia, y yo estuve presente cuando eso ocurrió.

Les expliqué la necesidad de continuar con la misma técnica de hidroterapia que tenía por objeto despertar una y otra vez el sistema nervioso del chico, o sea, mediante una acción provocar cierta reacción. Les dije que no debían esperar un cambio definitivo de la noche a la mañana, pero que Michael volvería a caminar con la ayuda de Dios, que la hidroterapia y la manipulación de sus huesos efectuada con frecuencia representaban, por sí mismas, todo un milagro cuando habían intentado todo y todo había fallado.

El rocío de agua helada y cómo aplicarlo

El agua helada, o bien el alcohol para fricciones, se puede aplicar con un atomizador. Rocíe, de arriba abajo, ambos lados de la columna vertebral (no sobre ella). Haga que la porción central del rocío quede a unos dos o tres centímetros al lado de la columna vertebral. Ahora vuelva a rociar trazando líneas que distarán siete u ocho centímetros de las primeras.

Otros padecimientos que pueden curarse con el rocío de agua helada	
Neuralgia facial	Tos persistente (dentro y fuera de la garganta)
Dolores de cabeza	
Herpes Zóster	Migrañas (en el lado del dolor)
Tortícolis	
Neuritis	Resfriados

NOTA: *en los casos de lesiones en el sistema nervioso siempre recomiendo dar un paso más en la hidroterapia, vital para despertar y volver a establecer todos los procesos normales del cuerpo suspendidos temporalmente. Este procedimiento complementario, llamado "fricción frotada" o "el brillo de las sales suecas", no sólo tranquiliza al paciente sino que también purifica su cuerpo, revitaliza los procesos vitales para la salud y pone en marcha la energía interna del organismo. Esto es algo que todos necesitamos. ¿No es así?*

Remedios desconocidos, de J. V. Cerney, fue impreso en abril
de 2010 en los talleres de Editora y Distribuidora Yug,
col. Roma, y terminado en Encuadernaciones Maguntis,
Iztapalapa, México, D. F. Teléfono: 5640 9062.